I0035337

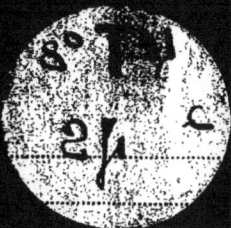

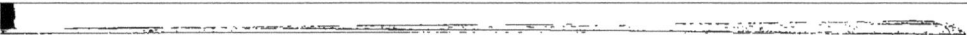

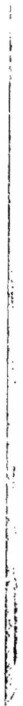

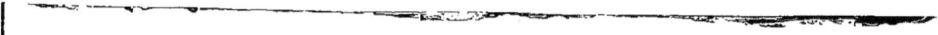

DISSERTATION

SUR CETTE QUESTION:

Quelles font les caufes principales de la mort d'un auffi grand nombre d'Enfans, & quels font les préfervatifs les plus efficaces & les plus fimples pour leur conferver la vie?

DISSERTATION

SUR CETTE QUESTION:

Quelles font les caufes principales de la mort d'un auffi-grand nombre d'Enfans, & quels font les préfervatifs les plus efficaces & les plus fimples pour leur conferver la vie ?

PAR

Mr. JAQUES BALLEXSERD,

CITOYEN DE GENEVE.

Couronnée par l'Académie Royale des Sciences de MANTOUE.

En 1772.

Extra naturam error undique & damnum.

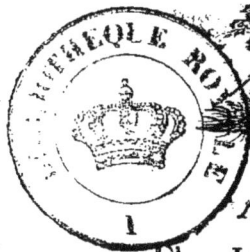

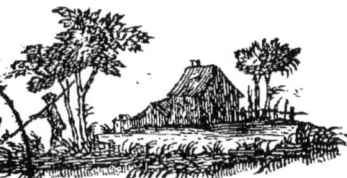

A GENEVE,

Chez ISAAC BARDIN, Libraire.

M. DCC. LXXV.

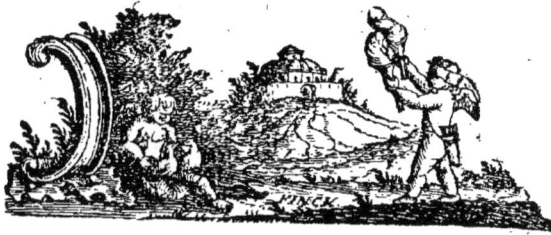

PRÉFACE

DE

L'ÉDITEUR.

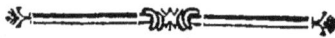

L'Auteur de la Differtation qu'on va lire étoit mon compatriote; je fatisfais à un devoir facré, en mettant au jour ce monument des veilles d'un homme de mérite, que la mort a enlevé au milieu d'une carriére toute dirigée en faveur de l'humanité.

L'Académie de Mantoue qui n'admet aucun Difcours écrit en langue étrangères, fut fatisfaite de celui-ci au point, que, contre l'efprit de fon inftitution, elle le fit traduire en Italien, afin que rien ne s'opposât à fon couronnement.

PRÉFACE.

Je me ferois abstenu néanmoins de pu-
blier cet ouvrage , par la crainte de ré-
veiller dans le cœur d'un père tendre &
respectable un sentiment trop doulou-
reux , si je n'avois espéré que l'empres-
sement du public , & les regrets de ses
concitoyens , mêleroient quelque douceur à tant d'amertume.

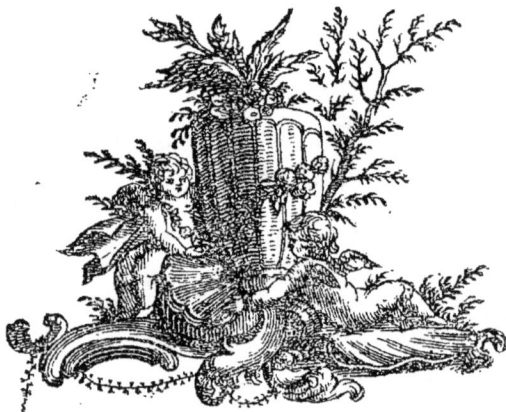

AVERTISSEMENT

DE

L'AUTEUR.

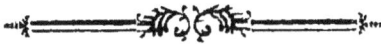

J'Ai tâché d'être court, & pour cet effet ne me suis pas permis un mot d'inutile. Néanmoins cet ouvrage passe un peu les bornes d'une séance académique, ce qu'il faut, je crois, imputer à l'étendue & à l'importance du sujet. Les notes sont placées à la fin pour ne point interrompre le texte. Si celui-ci remplit suffisamment le Programme, on pourra, si l'on veut, se dispenser de les lire.

RISSER-

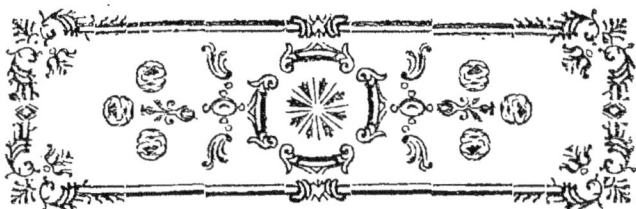

DISSERTATION

SUR CETTE QUESTION:

*Quelles sont les causes principales de la mort d'un
aussi grand nombre d'Enfans, & quels sont les
préservatifs les plus efficaces & les plus simples
pour leur conserver la vie?*

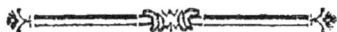

RIEN ne releve davantage l'humanité que
d'allier aux plus hautes connoissances,
cette bonté douce & compatissante qui semble
mettre de niveau avec les foibles ceux qui veulent être utiles à tous. Convaincue de cette
vérité, & persuadée qu'il n'est pas dans l'ordre
de la nature que tant d'enfans périssent dès le
premier âge de leur naissance, l'Académie de
Mantoue demande dans sa classe de physique:
*Quelles sont les causes principales de la mort d'un
aussi grand nombre d'Enfans, & quels sont les
préservatifs les plus efficaces & les plus simples pour*

A

leur conferver la vie ? Nous allons nous exercer
fur cette double & importante queſtion ; & , ſans
autre préambule , aſſigner d'abord quatre cauſes
principales à cette étonnante & affligeante deſ-
truction. 1°. La débilité héréditaire ou acquiſe
de nos peres & meres. 2°. L'uſage des nourrices
empruntées. 3°. La pratique du maillot ou
l'emmaillottement des enfans. 4°. La précipitation de les ſevrer de la mammelle & de ſup-
pléer à cet aliment par une autre nourriture.
C'eſt ce que je vais établir par autant de ſec-
tions particulieres , dans leſquelles , après avoir
montré le mal , j'indiquerai le remede. Et
comme ces quatre cauſes ne ſont pas les ſeules
du dépériſſement dont on ſe plaint , je jetterai
dans des remarques tout ce que la théorie la
plus ſaine , & l'expérience la plus confirmée
réuniſſent de plus ſûr & de mieux prouvé pour
la ſanté & la conſervation des enfans.

S E C T I O N I.

Débilité acquiſe des peres & meres , premiere
cauſe de mort des petits enfans.

Entre toutes les cauſes qui coupent le fil de
notre vie dans le bas âge , ou qui l'aſſujettiſ-
ſent dans la ſuite à mille infirmités , il n'en eſt
point de plus conſidérable & de plus familiere

que le caractere d'hérédité de nos parens ma-
ladifs. Tous les vices du corps, je dirois prefque auffi tous les vices de l'ame, fe tranfmet-
tent, fe perpétuent par la génération. Soit
que le germe de l'embryon foit un globule
élaftique ou un affemblage de molécules orga-
niques vivantes, foit qu'il foit préexiftant à la
fécondation, comme on l'a penfé depuis avec
plus de probabilité, toujours eft-il certain qu'il
doit tenir des qualités de la lymphe prolifique,
qui prenant fa fource dans le fang, & en étant
comme l'effence, doit néceffairement partici-
per de fa nature. Or fi le fang eft infecté de
quelque levain particulier morbifique, l'humeur
génitale fera auffi viciée ; & par conféquent le
germe qui en proviendra, ou plutôt qui fera
fécondé par elle, participera immanquablement
de l'altération de cette liqueur.

Ce germe à la vérité peut acquérir une nouvelle perfection, ou fubir de nouvelles altérations dans le développement qui s'en fait chez
la mere : mais l'enfant a reçu de fon pere l'efprit vivifiant qui coule & circule dans fes nerfs.
Il feroit donc impoffible qu'il ne participât point
aux vices des principes féminaux de fon pere,
encore moins fans doute à ceux de fa mere,
& au mêlange ou à l'implantation qui s'en fait
dans leur jonction. Or voyons rapidement fi

dans l'état actuel de nos mœurs, de nos ufages, de nos inftitutions qui les enfantent, on peut efpérer de voir renaître parmi nous une riche, une abondante, une vigoureufe végétation.

La maffe commune des habitans de l'Europe peut fe divifer en trois ordres ou claffes de Citoyens. La premiere occupée par les Grands & les Riches ; la feconde par les Bourgeois, & Artifans ; & par habitude, plus que par raifon, indiquons la troifieme entre les Payfans ou pauvres habitans de la campagne. Or quelle eft la maniere d'être, le genre de vie & la pofterité des uns & des autres ?

Les enfans des premiers, foibles productions d'hommes dégénérés, ou à peine formés, partagent les vices de leurs parens & expient des fautes de toute efpece. Ceux des feconds, élevés dans des efpaces étroits, & nourris parmi de noires vapeurs ou des vapeurs infectes, naiffent déja plus foibles ; & ces germes de maux qu'ils apportent en naiffant, s'accroiffent chaque jour dans une athmofphere empoifonnée. Pour les pauvres habitans de la campagne que des taxes exorbitantes attaquent de toutes parts, & dont l'acquittement hériffé de chicanes leur ôte le néceffaire phyfique, & bien auparavant le repos d'efprit, arrofent trop fouvent de larmes une terre que leurs bras affoiblis ne peu-

(5)

vent plus remuer : ces souches dénuées de sucs ne poussent point de rejetons, ou n'en poussent que de stériles, de languissans qui ne se montrent que pour bientôt disparoître. Il faudroit donc que les Grands & les Riches, élevés d'une maniere plus simple & plus virile, formassent des mariages sous les auspices de l'amour & de l'innocence, bien plus que sous ceux de convenance dont on colore la sotte vanité, ou l'avide intérêt. Il faudroit que nos villes ne regorgeassent pas de gens entassés les uns sur les autres, & occupés dans une posture penchée à mille petits métiers, qui leur donnent des maux particuliers qui n'appartiennent qu'à eux, & à leur chétive postérité. Il faudroit enfin que les Chefs des nations, les Arbitres des sociétés politiques, voulussent bien sentir que par-tout où le peuple est heureux, la multitude est nombreuse; & qu'au contraire, tout se desséche, tout languit & s'éteint par l'oppression & la contrainte. (1)

REMARQUES.

C'est une regle constante dans la nature que tout germe participe aux bonnes ou mauvaises qualités de la substance qui le féconde, comme de celle qui l'a produit. L'homme issu de pa-

Dispositions desirables dans les peres & meres.

A 3

rens bien conftitués, robuftes, & uniquement
excités dans le penchant qui les unit par la vive
impulfion de la nature, trouve dans les circonftances de fa conception un des meilleurs
titres pour prétendre à une fanté folide & à
de longs jours. Ainfi les conditions que nous
requérons comme préalables dans ceux qui fe
deftinent au mariage, confiftent à ce que leurs
corps bien conformés & fains ne foient pas
trop difproportionnés entr'eux par la grandeur,
par la groffeur ou par l'âge, & qu'ils foient
nés eux-mêmes de parens d'une conftitution à-
peu-près femblable.

Il ne fuffit pas de concevoir, c'eft-à-dire,
qu'un des œufs contenu dans l'ovaire ait été
fécondé par le foulévement de fes parois &
foit enfuite defcendu dans la matrice ; il faut
encore qu'il y prenne racine & croiffance fans
obftacle, & que ce lieu devienne pour lui un
domicile fûr, commode & aifé. Le fort de

*Atten-
tions de la
femme
groffe.* l'embryon eft attaché à celui de fa mere ; fes
parties foiblement concertées entr'elles peuvent
fe défunir au moindre mouvement : Et de même que par quelque commotion nous voyons
les fleurs & les fruits des arbres tomber, de
même auffi pour légere occafion, les femmes
groffes peuvent accoucher avant terme, & renverfer les efpérances les mieux fondées. (2)

On a en effet des obfervations d'avortemens occafionnés par des caufes très légeres : Et ce qui fait affez voir combien il eft utile même aux femmes d'acquérir affez de courage pour modérer de bonne heure le choc de tout ce qui peut les mettre à la merci du hafard , c'eft qu'on a des obfervations d'avortemens , produits par la vue inopinée d'une chenille , d'une araignée , d'une fouris. Il en eft qui fe bleffent par l'effroi du tonnerre , au bruit que l'on fait en frappant fubitement à leur porte , ou de telles autres chofes entendues de trop près. Les grandes paffions de l'ame , fur-tout le défefpoir, la colére , tout ce qui ruine le fang & les efprits , comme l'envie , la jaloufie , difpofent à l'avortement , & même le procure. Les faignées téméraires , les médecines âcres , la percuffion du ventre , les corps baleinés , l'extenfion des mains au-deffus de la tête , l'éternuement fréquent , les fecouffes , le rire immodéré , le chant forcé , la danfe haute , font autant de caufes capables d'ouvrir l'orifice interne de la matrice ou de décoller le placenta.

Les femmes qui habitent les grandes villes , & dans ce nombre celles fur-tout qui ont de la fortune , font pour la plûpart pareffeufes & friandes à l'excès. Elles aiment mieux fe faire faigner trois ou quatre fois pendant une groffeffe à des tems marqués par la mode ou le préjugé, que de faire un exercice convenable & de réprimer leur gourmandife fur mille mets de caprice ou artiftement empoifonnés. Cependant une femme qui n'eft pas trop fanguine ou pléthorique, celles qui font un peu bouffies, pâles ou d'un tempérament humide, pituiteux, ont grand tort de fuivre cette pratique ... Une faignée faite fans néceffité abfolue rompt l'équilibre entre les folides & les fluides, & fait obftacle à la génération des efprits : c'eft même une ruine certaine pour les perfonnes qui ont les nerfs minces & foibles, & fouvent, en relâchant les fibres, un moyen d'occafionner l'avortement qu'on avoit deffein d'éviter.

Il eft bien démontré que les femmes préviendroient cet accident & fe préferveroient des dangers qu'il entraîne, fi elles ne cédoient pas trop à leur imagination ou à leur gourmandife. Et comme l'état de groffeffe eft fouvent parmi elles un état de mauvaifes digeftions par des caufes antécédentes, c'eft à la raifon, *Sa nourriture.* à l'expérience qu'il faut en appeller fans-ceffe pour les inviter à n'ufer que de chofes faines, douces, humectantes, d'alimens qui puiffent s'affimiler aifément & qui foient propres à développer, étendre fans effort les foibles organes du fœtus qu'elles portent.

Puifque ce font les alimens qui forment le chyle de la mere , que toutes les humeurs de l'enfant font fucceffivement formées , cela fait affez comprendre qu'il ne feroit pas moins préjudiciable ici de manger trop que trop peu , de fe nourrir d'alimens rebelles aux puiffances de l'eftomac , d'alimens venteux ou qui élevent force vapeurs , d'alimens gras , pefans , falés , irritans , vifqueux , poivrés ou âcres. (3)

Une attention générale pour la femme enceinte , c'eft que s'il lui eft permis d'aiguifer un peu fa boiffon par un léger ftimulant , qui donne de l'action aux membranes de l'eftomac , facilite la diftribution de l'eau & la faffe mieux adhérer aux autres principes , elle doit pourtant modérer fon goût pour le vin , le détremper toujours , afin de rendre fes vertus moins échauffantes , plus laxatives. Les liqueurs fortes que la raifon confidere comme un poifon lent pour l'adulte , font regardées comme un poifon actif pour le fœtus dans la matrice & les enfans à la mammelle. Le chyle qu'ils reçoivent chargé de ces boiffons de feu , ne manque pas de produire des fucs calcinés , fort épais, capables d'opprimer des fonctions mal affermies & même de les abolir , de les détruire. La femme groffe & la femme nourrice doivent rejetter loin d'elles toutes ces liqueurs.

Son ré-
gime de
vivre à
d'autres
égards.

Quelque aveugle que nous paroisse l'instinct
des animaux, il est ici, comme on l'a remarqué, plus habile, plus pénétrant que notre
raison. Les prérogatives dont leurs femelles
jouissent pendant qu'elles portent, sont les
fruits précieux de leur continence, & les at-
tributs constans de leur modération, de leur
retenue. Il n'en est point parmi elles dont les
mouvemens ne soient moins impétueux qu'auparavant : suivant en tout l'esprit de la nature,
elles ne se permettent rien qui puisse en altérer le
dépôt ou en provoquer le dépérissement. Si
donc il convient aux femelles des animaux de
redoubler leurs attentions à ce sujet, de quelle nécessité cela n'est-il pas pour des femmes,
pour des êtres intelligens qui portent dans leur
sein le fruit le plus précieux de la nature, un
fruit dont elles doivent desirer plus que toute
chose au monde d'amener à maturité, quand
ce ne seroit que pour arriver elles-mêmes sans
accidens & sans peine au terme de sa déli-
vrance ? Non, on ne peut trop le répéter, une
conduite prudente & ménagée est aussi nécessaire à l'accouchement heureux, que les veilles,
la lubricité, les passions ardentes, les exercices violens sont contraires & pernicieux.

Il n'y auroit pas moins d'imprudence à une
femme devenue enceinte de passer tout-à-coup

d'une vie fort active à un état d'inaction abfolue, que de ce dernier état au premier. Perfonne ne fauroit changer fubitement d'habitude fans en devenir malade ; rien du moins n'eft
plus fujet à de véritables dangers. Il ne faut
donc pas méprifer la coutume ni entreprendre
un changement trop fubit avec foi-même : cependant il convient à la femme enceinte d'éviter également la grande fatigue, comme l'extrême pareffe, & de fe gouverner de telle forte
en fes exercices, qu'elle péche plutôt au trop
de repos qu'au trop d'agitation, par la raifon
que le rifque eft bien plus grand chez elle dans
le mouvement immodéré, que non pas dans
le repos, fur-tout dans les premiers tems, &
avant que le placenta fe foutienne par fes racines. Qu'elle s'occupe agréablement, qu'elle fe
promene d'une marche modérée & fûre, un
bâton à la main, fans s'expofer à des faux-
pas, des chûtes occafionnées par une chauffure
trop mignonne, dans des mauvais chemins ou
fur des parquets cirés. Elle ne s'expofera pas
non plus au grand vent, à l'humidité, parce
que cela pourroit détourner fa tranfpiration
infenfible qui eft alors plus abondante, & dont
l'évacuation libre, néceffaire dans tous les tems,
eft plus particuliérement utile pendant celui de
la groffeffe.

L'importance de cette évaporation fe démon-
tre par le grand foulagement qu'on éprouve
quand elle fe fait bien, & par là lourdeur du
corps, fon accablement, quand par accident
elle a été fupprimée. (4) La matiere perfpi-
rable eft un excrément : fi elle eft retenue,
elle prend bientôt une difpofition vifqueufe &
âcre, qui reforbée par la voie de la circulation, gâte & infecte toute la maffe des humeurs. Il faut donc bien fe garder de détourner fa tranfpiration par négligence de propreté
ou par imprudence, comme en s'habillant trop
peu, en fe ferrant dans des corps pour paroître plus dégagée, plus mince, ou bien en
fe couchant fur l'herbe ou en s'expofant au
ferein ou aux autres vapeurs froides & humides.

Une femme n'eft jamais plus fufceptible des
impreffions que peuvent faire fur elle les varia-
tions fubites de l'athmofphere, que pendant
qu'elle eft enceinte. Il y en a même plufieurs
qui fe trouvent très mal au moindre changement fpécifique de l'air, ou plutôt qui fe trouvent très dérangées dans une efpece d'athmofphere & de tems, & parfaitement bien dans
une autre. C'eft donc à elles d'obferver avec
foin ce qui leur convient & ce qui ne leur
convient pas ; de porter leur attention fur tout

ce qui les environne , afin de ne fe permettre que les chofes dont elles auront éprouvé de bons effets , & de fuir prudemment celles dont elles en auront éprouvé de mauvais.

La femme enceinte doit vivre dans un air pur & net en fa fubftance , dans un air libre & tempéré en fes qualités. Sa demeure doit être acceffible au foleil & entretenue proprement ; chaque jour au moins elle doit en faire écarter les ordures. Et pour que tout confpire à l'affermiffement de fa fanté & à amener à maturité le fruit qu'elle porte , elle doit éviter les occafions de difputes , & fe diftraire de tout ce qui feroit capable de l'affecter d'une maniere trifte & durable.

L'idée générale de la fanté fe rapporte à l'exercice libre de nos fonctions , au bon état de nos nerfs , à la folidité de leur texture , & fans doute auffi à la confonnance de leurs mouvemens. Or le propre des paffions étant de troubler cette harmonie , de la renverfer même quand elles font fortes ou peu variées , delà vient la néceffité d'en tempérer les excès ou d'en divifer le foyer.

Tandis que notre ame vole vers tous les objets qui l'affectent agréablement , & que chaque jour elle fe plait à en parcourir un grand nombre , on éprouve autant de fentimens dé-

licieux dont les effets font de porter dans toutes nos fonctions une régularité, une aifance
qui font la bafe d'une fanté ferme & durable.
L'efprit nerveux, ce fluide confervateur, fe meut
avec modération & avec facilité ; une douce chaleur prenant fon principe dans le cerveau, fe
répand dans toute l'habitude corporelle & porte
fes bons effets dans tous les vifceres ; la tranfpiration en devient plus aifée & plus faine ; il
ne refte rien dans les premieres voies qui puiffe troubler l'œuvre de la digeftion, rien qui
puiffe gêner les fonctions du corps, rien qui
puiffe mettre d'obftacle à fon bien-être. Mais
cette heureufe conftitution eft incompatible
avec la ftupide & mauffade pareffe qui nous
opprime, l'envie, la haine, la crainte, la jaloufie qui nous rongent, la colere qui nous
abrutit.

Les maux imaginaires qui nous affectent tant,
& nous font fouffrir tant de maux réels, tirent leur origine de quelque façon de penfer
fauffe ; & quand on eft fufceptible des maux
imaginaires, il y en a de tant de fortes, qu'on
devient néceffairement la proie de quelques-uns.
Si donc quelques paffions croniques venoient
afféger une femme groffe, il faudroit, outre
les moyens moraux les plus capables de rendre
le calme à fon efprit, lui donner des alimens

plus chauds , lui permettre l'ufage d'un peu de vin pur , & de tout ce qui peut foutenir la tranfpiration dans un degré convenable. Quand au contraire il eft à craindre que la matrice ne s'irrite trop , & que les efprits animaux ne foient mis dans un grand defordre , on doit recourir aux calmans , aux adouciffans , en confidérant bien toutes les circonftances. (5)

On a cru que tout ce qui affectoit la mere, affectoit auffi le fœtus , & que les impreffions de l'une agiffoient fur le cerveau de l'autre. Les Mages au moins fembloient prévenir la naiffance dans leur éducation. Tandis que leurs femmes étoient enceintes , ils avoient foin de les entretenir dans un calme & dans une fituation gaie , par des amufemens doux & innocens , afin que dès le fein de fa mere l'enfant ne reçût que des impreffions agréables , tranquilles & harmoniques. Delà vient peutêtre la grande vénération des Afiatiques pour toutes les femmes enceintes : on fait que quiconque en outrageroit une en leur pays , feroit un monftre qu'on s'emprefferoit d'étouffer, de détruire ; & que celui qui ne lui témoigneroit pas les plus tendres égards , manqueroit à une pratique religieufe qu'ils ont grand foin de faire obferver.

Si l'imagination des hommes a eu quelque-

fois plus de force que celle des femmes, fi
elle a été trop loin en inventant des prodiges,
des chimeres fur cette matiere comme fur tant
d'autres, il n'en eft pas moins vrai, que tout
ce qui peut agiter trop vivement une femme
enceinte, tout ce qui peut la troubler, la faifir
& bouleverfer les facultés de fon être, peut
auffi, en raifon de fon intenfité, corrompre
la chaîne tendre de l'embryon qu'elle porte, &
en interrompre la formation ou le développement. (6)

C'eft un axiome en médecine, qu'Hippocrate
a remarqué le premier, que tout changement
qui fe fait en nous avec précipitation, nous
caufe toujours des maladies, à moins que nous
ne foyons affez forts pour lui réfifter. Dans une
révolution fubite les fluides ne cédant pas affez
promtement à l'impétuofité imprévue des of-
cillations des fibres, s'embarraffent, s'arrêtent
quelquefois tout-à-coup, ou bien venant à
refluer à grands flots dans l'intérieur, tout
l'ordre, l'équilibre de l'économie animale s'en
trouve renverfé. Il faut donc ufer de beaucoup
de ménagemens envers les femmes enceintes;
& crainte de troubler la férénité de leur efprit
fi promt à s'allarmer, fe donner bien de garde
de leur annoncer fans précaution de bonnes
& encore moins de mauvaifes nouvelles. (7)

Mais

Mais comme il eſt des circonſtances impré-
vues, des ſujets de terreurs ſoudaines dont
toute la prudence humaine & nos préceptes
ne ſauroient garantir toutes les femmes groſſes,
il faut nous réduire ici à relever les avantages
du courage, de celui ſur-tout qui donne plus
de diſpoſition à l'eſpérance qu'à la crainte, &
qui par des actes répétés, s'éleve au - deſſus des
événemens, comme un nageur habile s'éleve
au - deſſus de la ſurface de l'eau, ſur laquelle
il arrive au but deſiré en la comprimant.

En voilà bien aſſez, je penſe, ſur les diſ-
poſitions requiſes entre les peres & meres, &
ſur le régime de vie qu'une femme doit obſerver depuis l'inſtant qu'elle aura conçu, juſqu'au
dernier moment de ſa groſſeſſe. Voyons maintenant par quelle voie l'enfant après avoir briſé
ſa priſon & rompu ſes liens pour s'offrir aux
regards des hommes, deviendra dépendant
de la bienveillance, de l'intelligence ou de la
mal-adreſſe de ceux que la nature ou l'intérêt
appellent à ſon ſecours .... Parlons d'abord
des précautions requiſes dans l'accouchement;
des ſoins enſuite que l'on doit au nouveau-né,
& de la néceſſité aux meres de nourrir, d'allaiter leurs enfans, afin de les échapper à cette
ſeconde cauſe de mort ſi générale, *l'uſage des
nourrices empruntées.*

B

SECTION II.

Des Chefs que nous venons de poser.

En vain auroit - on veillé fur le fœtus pendan
les neuf mois de la groffeffe, fi un feul mc
ment d'imprudence peut le faire périr dans l'ac
couchement ou difpofer fon corps à des affec
tions infirmes ou difformes. Il s'agit donc d
bien connoître la marche & les loix de la na
ture dans ce travail, pour favoir s'il faut lu
aider ou lui confier tout l'ouvrage. C'eft à re
gret que nous nous voyons forcés de dire qu'i
eft rare de trouver une accoucheufe fuffifam
ment pourvue de faine théorie pour faire habi
lement ce métier. La plûpart fe laffent de voi
fouffrir leur femblable; elles cherchent à la
foulager ; & par leurs efforts indifcrets ou pai
des erreurs accréditées, elles rendent fouvent un
accouchement difficile, laborieux, qui avec
plus de prudence & de capacité, eût été l'accouchement le plus fimple, le plus conforme
au vœu de la nature.

Pour qu'il foit tel qu'on peut le defirer, ou
du moins pour n'y apporter de foi - même aucun obftacle, il faut bien diftinguer les véritables douleurs d'avec les fauffes; & à cet égard
il n'y a guere que les femmes qui ont eu plu-

fieurs enfans & les accoucheufes d'une longue
expérience qui puiffent ne pas s'y méprendre....
La nature fe fuffit prefque toujours dans le véritable travail ; & elle le conduit ordinairement
avec tant de fuccès ; elle fait fi bien profiter
des inftans , éloigner les obftacles , s'arrêter
à propos , produire des mouvemens favorables ,
exciter des douleurs utiles & des cris falutaires ,
qu'il n'eft point prudent de la provoquer , fur-
tout lorfque l'enfant préfente la tête au paffage : fituation heureufe qu'il faut tâcher de
conferver , parce qu'alors les fecours étrangers
fe bornent à très-peu de chofe. J'infifte d'autant plus volontiers fur le danger des efforts
prématurés & fur la néceffité & l'utilité de la
patience dans cette circonftance , que la pratique contraire annulle fouvent en un inftant l'ouvrage de neuf mois , & rend malheureux un
accouchement de la plus belle apparence. (8) Si
donc l'art vient offrir fes fecours à une femme
en travail , que ce ne foit que pour conferver
toute chofe en fon entier , faciliter l'expulfion
du corps en mettant la matrice en état d'a-
chever victorieufement fon ouvrage ; que ce ne
foit ni pour guider la nature ni pour abréger
le tems qu'elle veut mettre à fon opération ;
fa lenteur apparente devient avantageufe , en
ce que les parties ont le tems de fe dilater

B 2

peu - à - peu , de céder fans danger d'y atti:
l'inflammation & d'occafionner une fievre aig
quand on leur a fait violence.

Le feul fentiment fuffit pour recommanc
de parler à la femme , qui eft en travail d'e
fant , d'un air tendre , compatiffant , & poi
tant d'un air affuré & fans aucune apparen
d'inquiétude. Elle doit être libre de comma
der , de crier & de renvoyer les perfonnes c
lui déplaifent. Il faut qu'elle puiffe faire valc
fes efforts : fes pieds , fes mains , fes reins d¢
vent être appuiés contre quelque chofe qui r
fifte , & de façon pourtant que le coccyx pui¡
librement céder en arriére ; bref , afin que l'e
fant ne trouve aucun obftacle à une libre fo
tie , elle doit prendre une attitude commoc
pour elle & pour les affiftans.

L'accouchement naturel , difons-nous , eft c¢
lui qui s'opere par le fecours feul de la nature
c'eft-à-dire par l'effort continuel des eaux er
gagées avec leur enveloppe en forme de coi
dans l'orifice de la matrice , les contraction
fucceffives de ce vifcere & les mouvemens
les agitations réitérées du fœtus. Les femme
bien conformées dans leur baffin , & qui pa
une vie active fortifient leurs vifceres , foutien-
uent le reffort de leurs fibres & donnent à
leurs liquides une denfité convenable ; celle:

qui ne font ni trop engraiffées par le repos ,
ni énervées par les excès , jouiffent de ce bien-
fait comme toutes les femelles des animaux ,
chez qui la nature fuffit prefque toujours feule
à cette fonction , parce que tout ce qu'elle
fait elle le fait avec ordre , quand elle ne rencontre point d'obftacle. Si donc une femme
eft bien conftituée , & qu'elle ait pris tout
fon accroiffement entre des vêtemens affez
aifés pour laiffer la liberté de la circulation &
du jeu de toutes fes parties ; fi elle eft fuffifamment large de flancs & de hanches ,
qu'elle n'ait point abufé de fes forces , ni dans
les plaifirs ni dans aucune occafion que ce
foit ; en un mot , fi elle a obfervé le régime
de vivre que nous lui avons indiqué de fuivre ,
il y aura tout lieu d'efpérer que la nature
fera des efforts fuffifans , & qu'immédiatement
après un court travail fes cris feront interrom-
pus par ceux de fon enfant. Ce moment eft
peut - être l'époque de la tendreffe paternelle ,
& celui du triomphe de la fenfibilité conjugale. Ici l'accouchée envifage avec complaifance le prix de fes pénibles efforts , & le mari
qui en eft le témoin & la caufe. Elle en ref-
fent même tant de plaifir , que déja elle a
oublié les douleurs de l'enfantement.

L'enfant à l'inftant de fa naiffance doit être

Soins qu'on doit prendre du nou-veau-né.

reçu adroitement & mis dans des linges mois, bien fecs & même paffablement chauds fi c'eft en hiver ; car il faut éviter le grand froid, le froid fubit dans ces premiers momens de la vie, & cela par la raifon bien facile à comprendre du danger d'une tranfition trop fubite. On mettra cet enfant dans un lieu sûr, jufqu'à-ce que l'accoucheur puiffe abandonner un moment la mere, pour venir examiner fi les membres de celui-là n'ont point été luxés ou froiffés dans le travail, & fi toute chofe y eft bien dans fa conformation requife & naturelle.

Après s'être affuré de l'état des orifices d'un enfant nouveau-né & de chacune de fes parties, il faut le laver, le décraffer doucement avec un linge ou une petite éponge mouillée d'eau tiede favonneufe ou aromatifée ; la leffive eft encore très-propre à cet ufage ; par fon fel elle fert parfaitement à enlever une mouffe blanchâtre & glutineufe dont le corps fe trouve couvert, & dont la couche eft plus ou moins épaiffe dans les divers fujets. On dit que formée par le fédiment des eaux, ou par la matiere que fourniffent les glandes febacées, qui n'étant pas mifcible à l'eau eft forcée de s'arrêter à la furface de la peau, & de s'y accumuler pendant plufieurs mois, cette écume étoit néceffaire à l'enfant contenu dans la ma-

trice pour prévenir une trop grande diffipation de fes fucs à l'occafion de la chaleur du lieu
qu'il habite. Quoi qu'il en foit, elle doit être en-
levée auffi-tôt que l'enfant vient de naître,
parce que bouchant fes pores elle feroit obftacle à une tranfpiration néceffaire ; & en s'op-
pofant à une décharge continuelle de fuper-
fluités, elle ne manqueroit pas de devenir dangereufe fi elle étoit retenue. Les meres des
jeunes animaux font très prodigues de ces foins :
on fait combien elles font attentives à lécher
leurs petits, à les nettoyer avec leur falive
qui eft une leffive, un favon propre à cela.

Lorfque l'enfant eft fuffifamment lavé &
décraffé, qu'on lui a nettoyé avec de petites
tentes les narines, les oreilles, la bouche,
les yeux & tous fes orifices ; on le féche &
on lui fait de légeres frictions avec des linges
ufés & fouples, jufqu'à-ce qu'il foit net & in-
carnat de tout le corps. On préfume bien que
l'extrême délicateffe de toutes fes parties, fes
os qui ont la flexibilité de la cire, exigent des
attouchemens fort doux de la part des perfonnes
qui le foignent, & qu'il faut dans tout cela agir
avec beaucoup de prudence & de dextérité.

Si l'enfant qui vient de naître paroiffoit exté-
nué, languiffant par l'effet d'un accouchement
laborieux ou par toute autre caufe, on pour-

roit animer fa circulation, fes forces par un
léger cordial, comme le vin fucré & tiede,
avec un peu de miel & de cannelle : mais s'il
eft plein de vie, bien portant, il ne faut rien
lui donner qu'il n'ait rendu fes excrémens du
ventre par les voies ordinaires, & par la bouche beaucoup de flegmes ou de glaires dont
on doit favorifer l'iffue & le débarraffer. C'eft
dans cette vue fans-doute, c'eft pour attendre
ces évacuations préalables que la nature le
rend incapable d'appétit, & ne lui montre fa
nourriture que quelques heures après fa naiffance, & qu'elle nous indique d'en attendre dix ou
douze & même vingt-quatre s'il le faut, pour laiffer reprendre tout le calme néceffaire à la mere
par un bon fommeil & un peu de nourriture.

Etat de
l'enfant
nouveau-
né.

Parmi les changemens qui arrivent à l'enfant
nouveau-né, ceux qui lui viennent de la gravité
de l'air ou du poids de l'athmofphere, font les
premiers & les plus remarquables. Il n'a pas plutôt franchi le détroit qui le conduit à la lumiere,
qu'il fait une infpiration méchanique, qui eft le
produit de la compreffion que la charpente élaftique de fa poitrine a éprouvée dans la matrice
par les eaux de l'amnios, & de celle plus forte
encore qu'elle éprouve quelquefois au paffage.
Cette réaction des côtes donne néceffairement
lieu à un vuide dans le thorax, qui permettant

à l'air de s'y précipiter par la bouche & par le
nez de l'enfant , le fait communément éternuer
par fon contact fur la membrane pituitaire ; enfuite ce fluide parcourant la trachée-artere , &
pénétrant auffi-tôt les filieres du poumon , ce
vifcere jufques-là immobile , & dans un état
d'inertie , fort de fon affoupiffement , fes vaiffeaux
affaiffés fe rempliffent & fe diftendent , ceux qui
étoient pleins fe dégorgent , portent leur fuperflu dans d'autres canaux ; tous les organes de
la refpiration fe foulevent , il fe fait un nouvel
ordre de circulation , le corps tout entier eft
dans une efpece de mouvement convulfif , & cet
état ne ceffe qu'après que l'air extérieur a pu
s'introduire par-tout , & oppofer par fon élaf-
ticité une réfiftance égale au poids de l'athmofphere.

Les premiers inftans de l'homme font marqués par fes befoins ; c'eft-à-dire , que pour conferver fon être , il faut néceffairement le con-
cours de plufieurs caufes analogues à lui , fans
lefquelles il ne pourroit fe maintenir dans l'exiftence qu'il a reçue. Heureux s'il n'avoit à éprouver que les infirmités de fa nature débile : on
lui verroit tirer un grand parti d'une caufe très-
foible en apparence ! Mais il aime à effayer les
caprices de la mode ou les bévues d'une routine
aveugle entre des mains inconnues & merce-

naires qui ruinent trop fouvent un édifice que
des meres coupables n'ont point affez cherché
à conferver.

Chaque mere doit nourrir fes enfans de fon lait. *Dangers des nourrices empruntées.* Que peu de momens après l'accouchement
de la femme, il fe faffe une révulfion dans fes
mammelles, parce que la matrice étant refferrée
ne permet plus au fuc laiteux d'y pénétrer, &
que cette révulfion dure jufqu'à-ce que l'humeur
dont nous parlons fe foit entiérement logée &
qu'elle ait commencé à fe filtrer ; la chofe eft
générale, & toutes les meres l'éprouvent : mais
que cette liqueur foit formée pour la nourriture de l'enfant jufqu'à-ce que l'accroiffement
fucceffif de fes puiffances digeftives & l'éruption
de fes dents le mette en état d'ufer d'une nourriture plus folide & qui exige de nouveaux efforts
pour être digérée, qu'elle foit la plus propre à
favorifer fon développement, fes fonctions &
tout le méchanifme de fon être, quand il la
tire d'une fource faine ; c'eft ce que je me propofe d'établir ici avec quelque foin, comme
auffi de montrer que la méthode contraire, la
route trop ufitée, pervertiffant le vœu de la nature, n'expofe pas moins la mere que l'enfant à
périr de maladies affreufes, ou à acquérir des
principes de débilité qui leur rendront la vie
pénible & peu ftable.

Je dis d'abord que l'allaitement de la mere

eft autant dans l'ordre de la nature que fa groffeffe même , & cette propofition dépend des
premiers principes de Phyfiologie : car comme
il n'eft point de parties dans notre corps qui
n'ayent fes ufages, fes propriétés ; la Providence
en donnant aux femmes deux refervoirs ou plutôt deux fources immédiatement ouvertes après
leur accouchement , a voulu fans-doute pourvoir ainfi à la confervation des enfans nouveaux-nés , & leur faire tirer de-là leur nourriture.

C'eft même une induftrie bien merveilleufe
de la nature qu'au moment où l'enfant cherche
à fe raffafier fur le fein de fa mere , il lui rend
déja le plus important fervice. En lui procurant
la fortie d'une humeur qui n'a point été faite
pour elle , il la débarraffe par les voies ordinaires
d'une fuperfluité qui l'expoferoit aux accidens
les plus graves , & même aux dangers les plus
certains , fi elle étoit retenue ou mal détour-
née. La plûpart des infirmités qui affectent
quantité de femmes , confiftent dans leur relâchement à cet égard ; & fi l'on en recherchoit
les véritables caufes , ou trouveroit qu'elles viennent ou de ce que les unes ont été mal nour-
ries , ou de ce que les autres ont mal détourné
leur lait. (9)

Comme chaque femme a dans fon lait un

caractere individuel , reçu de la différence du levain digeſtif de ſon eſtomac , & que le *coloſ-trum* , cette limphe blanchâtre qui ſe ſépare dans ſes mammelles immédiatement après ſon accouchement , contient pluſieurs qualités dont une ſeule ſuffiroit pour la rendre recommandable , nous diſons que ſon enfant doit s'en abreuver , s'en nourrir , tant pour détremper le reſte du *meconium* & lui éviter des tranchées en lui nettoyant les premieres voies , que pour provoquer en lui une douce tranſpiration & diſpoſer ſon corps à recevoir une nourriture plus ſolide : car à meſure que le beſoin de manger augmente & que la néceſſité des premieres évacuations ceſſe , cette liqueur perd ſa vertu purgative , elle devient plus denſe , plus conſiſtante ; & c'eſt alors qu'elle a toutes les qualités que l'on deſire pour ſatisfaire à des organes mieux formés. Deux inſtrumens à cordes & à liqueurs , montés à l'uniſſon & parfaitement d'accord , quoique d'un volume différent , ne donneroient qu'une image groſſiere de la parfaite correſpondance d'une mere avec ſon enfant qu'elle allaite : les couloirs délicats de celui-ci , ſes vaiſſeaux tendres & ſuſceptibles de ſituations & de capacité qui leur conviennent , ſe ployent & ſe tournent de telle façon , qu'ainſi & de même que le ſuc nourricier ſe prépare en celle-là , de même tout ſe range

& fe mefure en celui-ci , pour le recevoir & le digérer fans efforts.

Ainfi dès le premier jour de fa naiffance l'enfant trouve la proportion toute établie à fes tendres organes , & celle qui convient le mieux à la nature de fes liqueurs. Mais où la trouve-t-il cette proportion fi néceffaire , fi defirable ? Entre les bras & fur le cœur même de ce qu'il a de plus cher au Monde , d'une mere furveillante , & non moins attentive à écarter de lui les maux qui pourroient l'affiéger , qu'ardente à l'en foulager , s'ils venoient à l'atteindre. Quels foins plus chers ! Quelle tendreffe mieux placée ! Si le cœur faifoit un pas , la nature feroit le refte ; car fon langage dit à tous les êtres animés que leur attachement pour ceux à qui ils ont donné la vie , croît en proportion des peines qu'ils fe donnent pour la leur conferver : elle leur infpire à tous cet inftinct particulier , cette heureufe vigilance qui les portent à prendre avec plaifir les foins les plus multipliés. Si trop fouvent parmi nous on s'en écarte , ce n'eft qu'en cédant lâchement au torrent d'une impulfion étrangere & en s'étourdiffant par des exemples malheureufement moins honteux que criminels.

C'eft dans les nourrices empruntées que réfide la caufe primordiale de la plûpart des maladies

aiguës dont les enfans du premier âge font fi
fouvent atteints & renverfés. Les erreurs que
commettent ces femmes dans leur régime, le
défaut d'attention fur la quantité des alimens
qu'elles prennent, l'impoffibilité où elles font de
s'en procurer d'une qualité convenable, leur vie
dure & pénible, une foule d'autres circonftances accablantes dont elles font fi fouvent affli-
gées, ne manquent guere de produire de grandes altérations dans leur lait, & leur négligence à d'autres égards, leurs bévues ou leur
imprudence communique aux petits infortunés
qu'on leur confie les premiers de mille maux
par lefquels on les verra fuccomber.

Rien n'eft fi rare en effet que de voir revenir
des enfans de nourrice fans avoir quelques difformités extérieures, ou de plus grandes incommodités, que le tems & les foins les mieux ad-
miniftrés ont bien de la peine à réparer. Les
uns mutilés de quelques membres ou difgraciés
par des perverfions de taille, font fouvent affec-
tés de nouage, de defcentes, de fcrophule
ou de vapeurs épileptiques; les autres pâles,
bouffis ou décharnés, ne fupportent qu'avec
peine une étincelle de vie toujours prête à s'é-
teindre.

Mais de pauvres enfans n'en font pas quittes
pour perdre leur fanté entre des mains incon-

nues & mercenaires ; leur corps mal nourri ,
mal foigné , intéreffe leur efprit , & fans-doute
auffi influe fur leur caractere. Cette opinion du-
moins reçoit beaucoup de vraifemblance , & ce
n'eft point légérement qu'on a cru qu'une nourrice pouvoit en quelque forte pofer la premiere
pierre à l'édifice des paffions les plus redoutables. Toutes les fables des hommes nourris par
des animaux féroces & fanguinaires , dérivent
de cette opinion. Si donc les inclinations d'une
femme remplie de mauvaifes habitudes , intem-
pérante , cruelle peut-être , peuvent fe tranf-
mettre à fon nourriçon par le fluide nerveux ,
le fluide animal qu'il reçoit par la lactation :
fur-tout fi deffechée de travail , accablée de fa-
tigues , elle ne lui préfente qu'un fein fumant ,
d'où découle avec peine un lait aigri , enflammé ,
ou fi en lui donnant un chyle tout-à-fait procé-
dant d'une bile piquante , elle lui donne le germe des maladies les plus fatales ; que ne rifquez-
vous point , meres barbares , de confier à cette
inconnue un dépôt auffi précieux ! Qui vous
dira que cette femme n'a pas le cœur flétri par
des chagrins lents & réels , ou peut-être déchiré
par des remords cruels ! Et quand bien même
il n'y auroit ni vice dans fon ame ni vice dans
fon corps , qui ne voit que la mifere la plus
affligeante , l'obligeant à faire le facrifice des

foins qu'elle doit à fon enfant , va environner
le vôtre de toute part , qu'il va habiter une
chambre humide & fale où il fera dévoré
par des infectes de toute efpece , & qu'au-
lieu d'être au bon air de la campagne , il
languira au centre de la pourriture , de la mal-
propreté ?

Suppofons toutefois qu'une nourrice ne foit
point du tout dans l'indigence : fuppofons-la fi
l'on veut foigneufe , propre , intelligente , &
même affez attachée aux devoirs facrés de la
maternité , pour ne point faire l'odieux facrifice que nous venons de lui reprocher.... En
ce cas il faut néceffairement la fuppofer dans
l'une de ces trois circonftances ; ou que fon
enfant eft mort entre fes bras , ou qu'elle
l'a fevré , ou qu'elle peut en allaiter deux à
la fois. Il feroit impoffible qu'elle ne fût
pas dans l'une de ces cathégories ; or voyons
maintenant ce qu'il doit néceffairement ré-
fulter.

Si cette femme a perdu fon enfant , en voilà
bien affez fans-doute pour ne pas fe donner la
peine de lui en demander davantage , ni lui faire
la moindre queftion de plus : fon enfant eft mort
par maladie ou par accident ; & dès-lors elle
devient fi fufpecte ou plutôt fi rejettable , que
tout autre examen feroit abfolument fuperflu.

Si

Si elle eſt dans le ſecond cas, c'eſt-à-dire, ſi elle a ſevré ſon enfant de la mammelle, certainement le lait qui lui reſte ſera trop lourd, trop vieux, pour compoſer au nouveau-né une louable nourriture : au lieu de lui fournir cette médecine légere & naturelle, cette matiere délayante, laxative, propre à déterger ſon eſtomac, ſes inteſtins, & à porter dans ſon ſang la fluidité qui lui convient pour le faire parvenir juſqu'aux extrêmités des plus petits vaiſſeaux & entretenir leur calibre ; un lait de cette qualité le conſtipera, l'oppilera & accablera ſes forces au lieu de les faire croître. Enfin ſi la nourrice eſt dans le troiſieme cas, c'eſt-à-dire ſi elle veut nourrir deux enfans à la fois, qui vous aſſurera, meres dénaturées, que cette femme le ſera autant que vous, & que ſon enfant n'aura pas toutes ſes attentions, ſes préférences, tandis que le vôtre qu'une criminelle indifférence abandonne ainſi au haſard, pâtira peut-être ſur un ſein déja épuiſé, ou périra des excès d'une nourriture ſubſtituée ?

Si l'on veut ſe voir revivre dans ſes enfans, c'eſt à l'inſtant de leur naiſſance que l'on doit commencer d'y travailler, & que l'on peut eſpérer d'y réuſſir. Dans cet âge de la vie, la nature balance entre le bien & le mal, & le corps héſite entre la ſanté & la maladie. Intimément

C

perfuadées de cette vérité, les meres fe repro-
cheroient fans - doute leur indifférence à cet
égard & s'éloigneroient moins du centre de leur
deftination, fi ceux qui fe chargent, pour ainfi
dire, de la défenfe de l'humanité, dont la
confervation leur eft confiée, étoient plutôt les
interprêtes fideles de la nature, que les lâches
complaifans d'une méthode aveugle & meur-
triere; s'ils repréfentoient à ces meres qu'on ne
commande à la nature qu'en lui obéiffant, qu'elle
fait tout avec ordre, que la confervation eft fon
but, & que ce n'eft point en vain que le fuc
laiteux remonte aux mammelles après l'accouchement; mais que la formation de cette liqueur, fon apparition dans le tems où l'enfant
commence à s'effayer à la vie, à la lumiere,
n'eft pas moins un médicament convenable, falutaire, qu'une nourriture pour faire germer
dans fes tendres organes la force, la fanté,
favorifer fon développement & lui conferver
la vie. France! fi je pouvois nombrer combien il t'en coûte chaque année, chaque jour
même, pour dédaigner encore, malgré tant
d'avis, cette utile méthode, mon calcul por-
teroit dans ton fein la confternation & l'effroi.
(10)

Chaque mere s'éviteroit bien des maladies en
pratiquant ce devoir, & chaque enfant accou-

tumé depuis fon exiftence à une nourriture qui a confervé fon être & développé fon accroiffe-ment, y trouveroit bien plus d'analogie, de conformité à fes tendres organes, que dans une nourriture nouvelle & fouvent affez lour-de, affez rebelle à fa machine délicate, pour qu'elle ne puiffe la digérer fans qu'il s'y faffe des efforts qui en troubleront l'harmonie, & qui bientôt peut-être la détruiront tout-à-fait.

Non - feulement cet exercice important doit être réfervé aux meres, puifque la fécrétion de leur lait fe faifant alors felon l'ordre de la na-ture, elles n'ont plus d'ennemi à craindre, à redouter, & que ce lait ayant plus d'affinité, d'analogie avec les humeurs de leurs enfans, il s'affimile mieux, les nourrit bien, & leur donne de meilleures chairs, mais encore parce que leur vigilante tendreffe s'accommode parfaite-ment de mille menus foins, de mille petits détails dont l'omiffion des uns ou l'ufage in-difcret des autres, ne font pas les moindres caufes par lefquelles tant de petites créatures dans cet âge fragile fuccombent ou luttent contre la mort bien plus qu'elles ne vivent.

REMARQUES.

Choix d'une nourrice en cas de vraie néceffité :
fon régime de vivre.

Après avoir établi la néceffité, l'obligation
pour les femmes de nourrir, d'allaiter elles-mêmes leurs enfans, pour s'épargner le repentir du
déplorable état où leur indifférence, leur négligence expoferoient ces innocentes victimes ;
après, dis-je, avoir montré que ces préceptes
ne font pas feulement des conseils qu'il eft plus
avantageux de fuivre que de négliger, mais des
loix qu'on devroit regarder comme facrées, &
à l'exécution defquelles on ne peut fe fouftraire
fans s'expofer à devenir homicide, nous devons
pourtant reconnoître des cas malheureux où une
mere peut & doit fe difpenfer de fe charger de
ce foin. C'eft toutes les fois qu'on eft convaincu
qu'elle ne peut tirer de fon fein qu'un chyle mal
ordonné, une liqueur viciée, pervertie ou cor-
rompue par quelque caufe que ce puiffe être.
J'en écarte toutes ces femmes, & encore celles
en qui l'on remarque des défauts confidérables,
celles qui font d'une habitude peu fucculente,
dans lefquelles on n'entrevoit qu'une vie pénible,
languiffante, & qui ont de la difpofition à la

fievre hectique ou à la phthifie. (11) Que les
meres ainfi conftituées éloignent de leurs mammelles leurs enfans pour les donner à des nourrices qui ne foient fujettes à aucune infirmité
habituelle ou périodique, à des nourrices qui
puiffent étouffer par un bon lait les levains morbifiques, corriger l'intempérie du fang & le ré-
générer, s'il fe peut, dans fa maffe.

La nourrice ne doit différer de la mere que
dans fes mauvaifes qualités, & lui reffembler
dans toutes les autres. Je voudrois que fon âge,
fa ftature, fa façon de vivre, fuffent à peu de
chofe près les mêmes. Et quoiqu'il y ait des
femmes paffablement bonnes nourrices dès leur
18e. année, & d'autres jufqu'à la 40e, néanmoins
il faut la choifir entre 20 & 35 ans, parce que
c'eft l'âge où le lait eft dans toute fa bonté &
fa plus grande abondance.

Une nourrice qui auroit été rachitique, fcro-
phuleufe, épileptique dans fon enfance, ou qui
ne feroit pas née de parens fains & robuftes,
pourroit avoir en elle des difpofitions à com-
muniquer à fon nourriçon les mêmes infirmités. Vous vous informerez donc, vous
obferverez fes prédéceffeurs, fa famille &
fur-tout fes enfans. Il faut qu'elle en ait au
moins un, & qu'il ne foit atteint d'aucun vice
héréditaire.

La nourrice doit être forte fi l'enfant eft gros, un peu moins fi l'enfant eft délicat, afin qu'il ne s'abreuve pas d'une liqueur trop mâle, trop confiftante, & auffi afin qu'il puiffe vaincre fans efforts la réfiftance des replis qui terminent les canaux laiteux, produire le fentiment de la fuccion aux nerfs, & verfer dans fa bouche un peu de leur fuc avec fa nourriture.

Je voudrois qu'une nourrice eût les fibres folides & fouples, la chair ferme, élaftique & fuffifamment colorée, parce que la belle couleur du teint provient du mêlange exaƈt & de la bonne qualité des humeurs. Il faut qu'elle foit bien conformée, bien buftée, peu ventrue & fans aucune obftruƈtion ni engorgement. Peu importe qu'elle foit ou ne foit pas réglée, fi fon mari ne l'approche pas de trop près, & fi elle n'eft point expofée à des brufqueries, à de mauvais traitemens dans un ménage par un mari brutal ou ivrogne, débauché, avare ou jaloux ; car de quelques fources que viennent fes chagrins, leur effet eft toujours de déranger l'ordre des fécrétions, de furcharger les fibres d'une matiere qui n'a pas tranfpiré, de troubler les humeurs & même de les corrompre.

Le lait des femmes rouffes étant ordinairement aigre, vous éviterez cette couleur dans la nourrice que vous choifirez ; elle aura les cheveux, les fourcils bruns ou d'un blond cendré, la tranfpiration douce, les gencives fermes & rouges, les dents faines, un fouffle pur, les le-vres vermeilles, la vue franche, l'ouie bonne, & s'il fe peut le fon de voix agréable. Il faut qu'elle foit gracieufe, alerte, enjouée, vive fans colere, & prudente fans être peureufe.

Entre les conditions que les Médecins faifant élection d'une nourrice defirent trouver en elle, c'eft qu'elle ait l'efprit affez jufte pour faifir & connoître les méthodes les plus utiles, les moyens les plus efficaces à l'entretien, à la confervation du nourriçon qu'on lui confie. Ils recommandent qu'elle ait l'ame exempte d'erreurs, de préju-gés, de mauvaifes habitudes; qu'elle foit animée par la droiture du cœur, par cet amour du bien fans lequel toute bonne chofe devient impra-ticable.

Il n'eft pas moins effentiel de trouver en elle deux fources abondantes d'un lait bien condi-rionné & frais, provenant des fuites d'une grof-feffe heureufe & d'un bon accouchement. En-vers un enfant qui feroit venu avant terme com-me au 7ᵉ. & 8ᵉ. mois, de même que pour un enfant mince & foible, il faudroit abfolument un lait léger & nouveau, un lait de 8 jours, par exemple, afin que fa fineffe, fa légéreté foit proportionnée à la ténuité des vaiffeaux qu'il doit parcourir, & qui ne pourroient foutenir ni laiſſer paſſer une liqueur trop lourde ou trop épaiſſe.

On doit regarder le lait comme vicieux, s'il eſt trop gras & trop gluant, trop clair & trop coulant, ſur-tout s'il eſt ſalé ou âcre, jaune & un peu amer, acide ou tournant ſur l'agre. Quoique ſouvent les vices de cette liqueur ſoient imperceptibles au ſens, & que plus d'une fois des ſemences morbifiques ayent été tranſplantées avec un lait de très-belle apparence, néanmoins il eſt bon qu'il ſoit à demi tranſparent, un peu bleuâtre, preſque inodore, amandé au goût & de peu de ſaveur quand la nourrice eſt à jeun. Une goutte miſe dans l'œil ne doit point le picotter, ni y exciter aucune ſenſation douloureuſe; poſée ſur l'ongle, elle doit y reſter un peu ſans s'évaſer, & couler quand on l'incline.

Il eſt encore d'autres épreuves à faire pour s'aſſurer de la bonne qualité du lait, comme d'en imbiber un linge blanc qu'on fait ſécher enſuite, & qui doit demeurer ſans tache après : on peut en recueillir ſur une aſſiette de fayance bien propre, & voir s'il n'englue pas trop le lieu où il a été raïé. Enfin on peut en tirer dans un verre & obſerver s'il ſe délaye facilement dans l'eau ; s'il ne fait aucune efferveſcence

avec les acides ou avec les alkalis, mais feulement fi ces fels le coagulent, le divifent en deux
parties égales, dont l'une liquide, l'autre plus
compacte. Les teintures bleues des végétaux,
le fyrop de violette, par exemple, ne doit offrir
rien de verd ni de rouge par la préfence de
cette liqueur.

On obferve que le lait qui fort par expreffion
avant que la mammelle ait été quelque tems
dans la bouche, eft toujours clair, & féreux ;
mais qu'auffi-tôt que la chaleur de ce lieu l'a
dilaté & humecté, fes pores laiffent échapper le
lait tel qu'il eft de fa nature. Il faut donc prendre cette précaution, quand on veut éprouver
le lait de la nourrice, c'eft-à-dire qu'il faut lui
faire dégorger un peu les mammelles par la
fuccion d'une perfonne adulte. La chofe eft
prefque toujours néceffaire parmi nos femmes
qui nourriffent pour la premiere fois, & cela
vient de ce que cette partie a été froiffée &
obligée de rentrer par l'ufage habituel des corps
baleinés.

Les mammelles d'une bonne nourrice étant
vuidées, doivent fe remplir dans l'efpace de
deux ou trois heures. Elles ne doivent être ni
grêles ni flétries, ni trop groffes ni trop dures,
mais pleines & fertiles, un peu en poires & par-
femées de veines. Leur mammelon d'un brun

clair, doit être bien proportionné & entouré
d'une petite areole un peu monticuleuse, & cha-
cun d'eux fera perforé de plufieurs petits trous
en forme d'arrofoir pour laiffer échapper à la fois
une plus grande quantité de lait, ou du moins
pour être de plus facile trait quand il abonde.

On jugera que le lait de la nourrice eft en
quantité fuffifante, quand on le verra fortir par
les coins de la bouche de l'enfant lorfqu'il tette,
& quand après en avoir tetté beaucoup, il en
refte encore affez pour en raïer un peu & le
donner à goûter, fi on le demande. (12)

Une des conditions néceffaires à une bonne
nourrice fe tire de fon état d'aifance à pouvoir
fe procurer fans peine une nourriture fuffifante
& faine, & même une nourriture affez variée
pour prévenir le dégoût qui réfulte ordinairement de l'ufage des mêmes chofes trop long-
tems continuées. Il faut fur-tout obferver que
les alimens puiffent combattre la difpofition particuliere & prééminente de fes humeurs. Par
exemple, fi une trop grande acidité fe faifoit
appercevoir chez la nourrice, les fubftances animales atténuées, les viandes noires, le creffon,
tous les anti-acides, les abforbans lui convien-
droient. Si au contraire la caufe étoit alkaline,
il faudroit lui oppofer les anticeptiques, l'ufage
des légumes aigrelets, la limonade, le petit lait.

Toutefois une femme qui allaite doit fe nourrir avec les alimens qu'elle a accoûtumé de prendre & qu'elle aime ; on doit fur cela accorder quelque chofe à l'habitude & au pays. Les plus recommandables en général font ceux qui contiennent beaucoup de fucs analogues au chyle, de fucs doux, humectans, ceux qui tiennent le ventre libre & d'une coction facile. Telles font les chairs rôties ou bouillies des jeunes animaux, les racines & les herbes tendres, certains fruits quand ils font bien mûrs, les œufs frais peu ou point cuits, les pains d'une pâte bien levée, le laitage. Au contraire les viandes falées & fumées, celles qui donnent beaucoup de peine à l'eftomac, comme celles qui font graffes, le pain chargé d'ivroye & mal pêtri, mal cuit ; le vieux fromage, les oignons, les ails, la moutarde, tous les alimens d'une odeur forte, défagréable font à éviter, parce qu'ils donnent un lait âcre, repugnant & dangereux.

Le befoin de manger fe répete fouvent dans les bonnes nourrices, & de même que les femmes enceintes un peu avancées, elles ne peuvent point du tout fupporter l'abftinence, le jeûne. Cependant il faut tâcher que la réparation n'excede jamais confidérablement la perte, afin que le corps perfifte dans cet heureux équi-

libre qui entretient ſes tuyaux libres, ſes reſſorts
dégagés & ſes humeurs fluides.

Quant au régime général de la nourrice, il eſt
à-peu-près le même que celui de la femme enceinte, ſi ce n'eſt que pour mieux briſer le
mauvais de ſon eſtomac, elle peut forcer un
peu plus ſes exercices, ſans pourtant qu'il lui
ſoit permis de s'exténuer ou de s'échauffer dans
les travaux pénibles des champs. Peut-être auſſi
doit-elle réſiſter davantage à ſon appétit, quand
il tombe ſur des corps rebelles aux puiſſances
digeſtives ; car comme dans les nourrices une
portion de la nourriture ſe porte vers les mammelles, que leur lait conſerve toutes les propriétés du chyle & même des ſucs des alimens
dont le chyle eſt formé, il faut que plus leurs
alimens ſeront légers & capables de fournir un
chyle doux & abondant, meilleure ſoit auſſi
la nourriture qu'elles donnent.

Si une femme buvoit du vin à ſon ordinaire,
il ne faut pas exiger d'elle, étant nourrice,
qu'elle s'en prive tout-à-fait, par la raiſon que
nous avons déja dite, que perſonne ne ſauroit
changer ſubitement d'habitude ſans en éprouver
au moins un peu de dérangement. Mais le vin
pur, les liqueurs fortes doivent autant être in-
terdites à la nourrice qu'à la femme enceinte :
ces boiſſons de feu incendient les eſprits & le

fang duquel eft fait le lait, elles enivrent l'enfant ou agacent rudement fes nerfs, fes fibres, elles confument les fucs deftinés à leur arrofement, à leur accroiffement, à leur foupleffe. (13)

La nourrice doit fe procurer de la diffipation, un doux exercice, des promenades, & cependant fe donner beaucoup de repos. S'il faut qu'elle paffe la nuit fans dormir par les inquiétudes de fon nourriçon, elle doit être fupplée le lendemain dans fes travaux domeftiques, afin de lui laiffer prendre fon fommeil ordinaire, & même un peu au-delà; car fi elle dormoit auparavant 6 à 7 heures fur 24, quand elle fera nourrice, elle fera bien de dormir une heure ou deux de plus.

Si fon domicile eft en ville, ce doit être en une rue fpacieufe, également éloignée des cloaques, des cimetieres, des marchés, des hôpitaux, que du voifinage des Tanneurs, Amidonniers, Corroyeurs, & de tous les lieux où l'air eft imbu de vapeurs infectes ou de particules fulphureufes & corrofives. Sa chambre fera grande au plus haut étage d'une maifon qui reçoive dès le matin les rayons falutaires du foleil. A la campagne, il faut choifir un pays qui ne foit point expofé aux eaux croupiffantes, aux débordemens de rivieres, aux inondations; un pays de plaines ou plutôt de collines bien

aërées, arrosées de ruisseaux d'une eau claire
& rapide dans un terrein pierreux, en un mot
un lieu sec & connu pour sain par des expé-
périences bien constatées. (14)

Mais il seroit inutile de se choisir une demeure en bon air si on ne le respiroit pas ; si on
occupoit une chambre basse & petite, humide
& à la proximité des boues, des marais, des
fumiers. La nourrice ne doit pas moins éviter
de s'éclairer avec de mauvaises huiles ou des
graisses puantes, que de faire du feu avec des
débris putrides & capables de donner une fumée épaisse & non moins nuisible aux yeux qu'à
la respiration ; elle doit au contraire entretenir
sa demeure très-proprement, & en faire écarter avec soin tout ce qui pourroit en corrompre
l'athmosphere.

La nuit elle doit se mettre hors du lit toutes
les fois qu'elle donne à tetter ; non-seulement à
cause du sommeil qui pourroit la surprendre &
exposer son nourriçon à être étouffé, ce qui
est arrivé plus d'une fois, mais encore parce
qu'il est démontré que la bouche faisant l'office
d'une pompe aspirante, plus l'air aura de ressort,
plus il facilitera la succion des mammelles, &
que dans un air rare, comme dans une chambre bien fermée, & encore plus entre des rideaux, un enfant tant soit peu débile ne pour-

roit fans les plus grands efforts, tirer un peu
de nourriture.

Auffi-tôt que la nourrice fera levée, dès le
matin, elle doit fe peigner, fe laver la bouche, le nez, les mains, les mammelons, &
le deffous des bras avec de l'eau tiede; &
afin de fe tenir toutes les parties du corps
bien nettes, elle doit changer fouvent de linge & de bas. Ces précautions font d'autant
plus néceffaires à une nourrice que la mal-pro-
preté empêche fa libre tranfpiration, & que fa
tranfpiration empêchée feroit déterminée dans
le courant du lait, s'y mêleroit, s'y confondroit
& en altéreroit confidérablement la qualité.

Une nourrice qui viendroit d'être frappée de
quelque paffion forte & fubite, d'un chagrin,
d'un tranfport de colere, même d'une fcene
lugubre & terrible, ne pourroit fans danger
préfenter la mammelle à fon nourriçon. On
fait par des obfervations certaines, que des
enfans ont été foudainement faifis de convulfions pour avoir tetté des nourrices encore
agitées par les différens flots d'une émotion
violente. (15) Ainfi, en cas pareil, il faudroit
attendre dans le repos au moins quelques heures, même ne point manger, jufqu'à-ce que
le calme foit revenu & que les fécrétions fe
foient bien rétablies. On devroit même faire

évaùcer par la fuccion d'un adulte ou autrement le premier lait qui viendroit à paroître.

L'action de la nourrice fur l'enfant attaché à
fon fein eft fi immédiate & fi forte , qu'elle
ne peut être malade fans que celui-ci s'en ref-
fente. Le lait, avons nous dit , émane du chyle,
celui des levains de l'eftomac , & ces levains,
comme on fait , ne manquent jamais d'être
viciés , dès que l'œconomie animale eft tant
foit peu dérangée. Si donc c'eft un mal de
changer légérement de nourrice , il en eft un
incomparablement plus grand encore de con-
tinuer à un enfant le lait d'une femme qui fe
fera gâté par une maladie furvenue , par un
accident , des excès , des chagrins , une groffeffe , la mauvaife qualité de la nourriture qu'elle prend , un défaut de propreté , la refpiration d'un air mal - fain , ou le manque de foin
dans fon régime.

Ce que nous venons de dire feroit fuffifant
je penfe pour exciter la vigilance des parens
fur plufieurs autres points qui m'échappent ou
que je paffe fous filence dans l'efpérance de
les rencontrer bientôt chemin faifant. Mais
en attendant je demande à ces meres qui ne
craignent point de refufer à leurs enfans des
foins que les monftres des forêts prodiguent
avec autant de complaifance que de douceur,

fi

fi elles fe réfoudront encore à les perdre de vue pendant un mois & quelquefois une année entiere ? Si à leur défaut & en cas de vraie néceffité, elles pourront fatisfaire à leur confcience, à leur honneur, à leur devoir, en ne choififfant pas avec fcrupule pour cet emploi une femme qui puiffe dignement fuppléer au mal qu'elles auront fait ou au bien qu'elles n'auront pu faire ? Mais combien de nos meres font plus de recherches quand il s'agit de prendre une fervante, que lorfqu'elles ont à choifir une nourrice.

Non, ce n'eft pas affez de trouver d'abord une femme qui foit douée des conditions plus ou moins effentielles que nous venons de requérir pour cet emploi ; il faut que ces qualités perféverent en elle, qu'elle les conferve pendant tout le tems que l'enfant fucera fes mammelles & fe defaltérera à cette fource de vie ou de douleur. Il eft donc bien important de vifiter fréquemment la nourrice & de fe faire accompagner d'une perfonne qui ait affez de fagacité & d'expérience pour démêler la vérité à travers les nuages dont ces femmes trop fouvent artificieufes l'enveloppent quelquefois : d'une perfonne qui foit en état de vifiter l'enfant, de reconnoître dans fes déjections la qualité prédominante des humeurs de la

D

nourrice, de fon lait, afin d'en tirer des indications certaines pour fon régime de vie
en général & pour le choix de fes alimens en
particulier.

On juge aifément qu'un enfant pâtit fur le
fein de fa nourrice par fon amaigriffement &
par la molleffe de fes chairs, par fon avidité
à tetter, fa cruauté, & par la natnre des matieres dures & compactes qu'il rend dans fes
couches. (16) Il ne regorge jamais de lait;
la joie ne brille point dans fes yeux, le fou-
rire n'embellit point fa bouche, il décline,
fléchit peu-à-peu, jufqu'à-ce qu'enfin il fuc-
combe & fe deffeche tout-à-fait. Paffons maintenant à notre troifieme caufe affignée, &
montrons qu'elle n'eft pas moins fatale à la
population que celle des nourrices empruntées
qui vient de nous occuper.

SECTION III.

Pratique du maillot ou l'emmaillottement, troi-
fieme caufe de mort des enfans.

Si la fanté ou la maladie dépendent abfolument de ce qui donne ou ôte la liberté,
l'aifance aux diverfes opérations de notre corps:
fi de toutes les caufes qui peuvent empêcher

fa nutrition, fon accroiſſement, il n'en eſt point de plus ſûres, de plus immédiates qu'un état de compreſſion dans ſes organes : enfin ſi toute ſituation contre nature eſt néceſſairement douloureuſe ou gênante, ſi elle nuit également à la veille & au ſommeil, c'eſt-à-dire à l'exercice & au repos, quels inconvéniens ne doivent pas réſulter de l'uſage du maillot, cette invention abſurde, ſuffocante & pourtant ſi connue, ſi pratiquée parmi nous ?

Le premier germe de l'homme naiſſant n'eſt pas plutôt animé par un ſouffle de vie ; à peine du moins l'enfant voit-il le jour qu'il eſt déja condamné à gémir entre les bandes d'une ligature circulaire faite exprès pour lui ôter la liberté de ſuivre l'inſtinct de la nature qui le porte à ſe mettre dans une ſituation favorable. C'eſt dans cette priſon gênante que garrotté comme un criminel, ſa vie commence dans les tourmens, ſans autre crime que d'être né.

L'on ſait que tout mouvement volontaire étant ſuſpendu pendant le ſommeil, les muſcles fléchiſſeurs l'emportent un peu ſur les extenſeurs, & que la flexion des articles s'opere légérement & d'elle-même. Chez les jeunes ſujets, les petits enfans en particulier, cette attitude conſtante eſt l'effet de pluſieurs cauſes naturelles, telle que l'humidité conſidérable, la foi-

D 2

bleſſe extrême & la continuelle propenſion au ſommeil. Si donc vous allez étendre directement leurs membres en empêchant ſoigneuſement toute flexion des articles par des circuits de bandes un peu ſerrés, vous contrariez la nature dans ſon œuvre la plus chérie, & dès le premier pas qu'elle fait ſous vos yeux vous la ſuppliciez.

Il n'eſt point de maladies que ces liens ne puiſſent occaſionner aux petits enfans, ni de préjugé qui en tue ou qui en eſtropie un ſi grand nombre. (17) L'équibre ſi néceſſaire entre la maſſe des humeurs qui ſe meuvent du cœur aux parties, & celles qui retournent des parties au cœur étant néceſſairement intercepté, rompu par l'étranglement de la poitrine & par le défaut du jeu des poumons, il eſt aiſé de prévoir delà une cauſe fréquente de palpitations, de toux convulſives, de ſuffocations, d'aſthmes & de cardialgies.

Si l'on ſavoit que les premiers mouvemens de la reſpiration ne ſont jamais bien complets; que les côtes ont toujours à s'étendre au dehors & que la plus légere compreſſion les arrête, on n'iroit pas ſerrer par des bandes cette boëte oſſeuſe & flexible, cette machine mouvante qui renferme un viſcere dont les cellules innombrables doivent ſe remplir d'air, le chaſ-

ſer & le reprendre ſucceſſivement pour , par
cet exercice libre & aiſé , faire circuler la ſanté
avec la vie & en rendre les racines & plus vaſtes
& plus actives.

Mais ce n'eſt pas ſeulement en empêchant
le mouvement des côtes , en gênant la reſpiration , les fonctions du diaphragme , & en
s'oppoſant à une ſuffiſante dilatation du cœur
que ces bandes ſont dangereuſes & même in-
failliblement nuiſibles ; elles le ſont encore par
la preſſion qu'elles exercent ſur l'eſtomac &
par la détreſſe où elles mettent les reins , les
entrailles & tous les autres laboratoires con-
tenus dans le bas ventre. La rate , le foie, le
méſentere ſont très expoſés chez les petits enfans à des embarras , des concrétions occa-
ſionnées par l'inertie de leurs vaiſſeaux ; & ſi
le foie qui eſt fort gros à cet âge , ſe trouve
comprimé ou refoulé par des bandes , il ne
manquera pas de preſſer le fond de l'eſtomac,
d'irriter ce viſcere & d'occaſionner des vomiſſemens & des indigeſtions fréquentes & habituelles.

Ce n'eſt pas tout. J'ai encore à prouver que
l'invention du maillot n'eſt pas meilleure pour
la perfection des extrémités que pour le bien-
être des viſceres , & qu'en mettant un grand
obſtacle à la ſanté , à la conſervation du corps,

D 3

cette méthode misérable ne sert réellement à l'extérieur qu'à le déformer. Et en effet, pour peu que les pieds, les jambes, les genoux d'un enfant se trouvent serrés ou comprimés entre des bandes sans être parfaitement dans leur direction naturelle ; pour peu qu'il fasse d'efforts pour se dégager de ces liens & qu'il y rencontre d'obstacle, cela ne manquera pas de disposer le tout à des affections vicieuses, d'en déranger l'ordre, la distribution beaucoup plus & plus sûrement, que les mauvaises situations où il pourroit se mettre s'il étoit en liberté & livré à son instinct dans un lieu sûr & commode.

C'est une verité dont tout le monde convient, que les effets dépendent tellement de leurs causes, qu'ils ne peuvent subsister qu'autant qu'elles subsistent & qu'ils cessent d'être lorsqu'elles sont détruites. Sur ce principe incontestable les efforts de l'enfant étant proportionnés à l'état de ses forces, il est difficile de concevoir qu'il puisse se nuire par les mouvemens qu'il se donne lui-même dans son berceau : ces mouvemens seront proportionnés à la foiblesse de toutes les parties qui le constituent ; & s'il arrivoit qu'en se tournant il prît une attitude qui lui fût contraire, la douleur l'avertiroit bientôt d'en changer.

Je l'ai déja dit. Les productions de l'art, n'égalent jamais en propriété celles de la nature : les mains les plus adroites ne valent pas les siennes. Cet agent uniforme & simple dans les routes qu'il s'est tracées à lui - même, enfante une variété prodigieuse d'effets qui ne dépendent que de nuances légeres qu'il fait imprimer à ses produits. On en voit les plus heureux effets dans tout ce qui existe par ses mains, dans tout ce qui a vie. Parmi les animaux aucun d'eux n'inclinent, ne corrompent leurs membres si ce n'est par des accidens extérieurs & tout-à-fait étrangers à eux-mêmes; chez eux tout se trouve à sa place & dans l'état requis à la perfection de chaque mouvement & au complément de chaque fonction particuliere ou générale. Que devez - vous donc appréhender pour votre enfant ? Pensez - vous que la nature n'aura pas les mêmes attentions pour lui que pour les plus foibles ou les plus fortes especes d'entre les animaux ? ou qu'elle vous sera plus marâtre qu'à ces peuples nombreux & vigoureux, à ces nations entieres & robustes qui ont la bonhommie de lui donner leur confiance & de la laisser faire ?

La nature se venge des tortures qu'on lui fait éprouver : Elle se porte irréguliérement vers les parties où il y a le moins de résistan-

ce ; le fang & tous les fucs dans ces endroits
moins comprimés y affluent avec abondance,
produifent des gonflemens, des tumeurs rebelles ; & dans la tête, fur-tout quand les
enfans crient, une pléthore eft capable de tout
ruiner. D'ailleurs qui pourroit douter que ces
liens homicides troublent la marche de l'offifica-
tion dont l'altération dans ces premiers tems
de la vie eft de la plus grande conféquence,
& qu'une compreffion habituelle fur des parties fufceptibles d'impreffion & d'accroiffement
comme font les ligamens, les cartilages, puiffe manquer d'exciter des douleurs & d'occafionner des difformités ?

On ne tient que peu de tems les bras enfermés dans le maillot, & c'eft fans-doute
par cette raifon qu'ils font plus rarement eftro-
piés que les pieds & les jambes : car une caufe
qui peut empêcher la diftribution uniforme du
fuc vital & nourricier fur certaines parties, doit
fans-doute en troubler l'ordre, l'harmonie, &
y produire bien des dérangemens qui, pour être
d'abord infenfibles, n'en font pas moins très-
réels, très-difformes à la longue. C'eft ce que
difoit déja Gillemeau au milieu du XVIe fiecle:
Il eft néceffaire, difoit-il, de voir que la nourrice ou celle qui emmaillotte l'enfant ne faffe
pis, & que d'un enfant bien conformé en tou-

tes les parties de fon corps, elle ne le rende difforme & gâté.

Mais quand nous fuppoferions l'emmaillotte-ment le mieux fait, le plus foigné, quand nous fuppoferions qu'on y auroit mis tout l'art, route l'attention dont une mere feule eft capa-ble, que fera-ce après tout que cette inven-tion, finon un garrottage pénible dont chaque enfant qui aura un peu de vie, cherchera fans-ceffe, & par les plus grands efforts à fe débar-raffer. Peut-on en effet être dans une gêne continuelle, expofé à l'engourdiffement de fes membres, & fouffrir une compreffion doulou-reufe par plufieurs circonvolutions de bande qui forment autant de coins irritans, fans fe plaindre, fans crier ? Il ne feroit pas au pou-voir de l'homme le plus robufte d'y réfifter. Auffi ces petits infortunés entrent-ils dans une forte de defefpoir, comme le dit Mr. De Buf-fon, ils font tous les efforts dont ils font ca-pables, ils pouffent des cris qui durent autant que leurs forces, & ces excès leur caufent des maladies, ou au moins les mettent dans un état de fatigue & d'abattement qui dé-range leur tempérament, & qui peut même influer fur leur caractere.

Concluons donc pour abréger, que la con-trainte à laquelle on affujettit les petits en-

fans entre les bandes du maillot ne forme pas
un obftacle moins grand à leur repos, je veux
dire à leur fommeil, qu'à une circulation libre
& égale des liqueurs dans tous leurs membres
& dans tous leurs vifceres; que c'eft une caufe
fenfible d'infomnie, d'irritation, de toux, de
defcentes, de palpitations de cœur, d'aigreur
dans les premieres voies, de vents clos & bridés & de tranchées atroces, même en fuppo-
fant qu'on aura apporté dans ce travail toute
l'attention & intelligence poffibles : mais que
s'il n'eft pas fait très-fréquemment, s'il eft con-
fié à l'impatience d'une mercénaire mal-adroite
ou peu attentive, qui apprécie fes foins, non
par ce qu'ils font en eux-mêmes, mais par ce
qu'ils lui coûtent, alors les dangers de ce garrottage augmentent, & le péril en eft fi évident,
fi prochain, qu'il devient bientôt le glaive de
la fanté & de la vie. Nous le répétons, l'ufage
libre de fes petits membres eft très néceffaire
à l'enfant pour exercer fes petites forces, étendre fes fibres fenfibles ou infenfibles, les développer & leur donner du ton, du reffort; (18)
fon inftinct, ou autrement dit la nature, demande cet ufage libre, parce que c'eft par lui
que tous les inftrumens de la poitrine fe dé-
ploient, que fa capacité agrandie permet
aux poumons de fe développer en liberté, au

cœur de jouir de l'espace néceffaire pour fes
battemens, & au diaphragme de vaquer fans
obftacle à une fonction dont la regle fait le
bon ordre de notre vie.

REMARQUES.

Toutes les précautions à prendre contre la
révolution du premier âge, fe réduifent en général à ménager l'impreffion des objets extérieurs, de façon qu'elle foit la moins foudaine
& la moins vive. Ainfi un enfant nouveau-né
en qui il ne paroît point de vice de conformation, doit être mis tout fimplement (après
avoir fixé & garanti convenablement le bout
flottant de l'ombilic) dans des langes d'une
toile fouple, des langes propres & bien fecs.
On l'enveloppe enfuite fans le ferrer dans une
petite couverture de laine, en faifant rabattre
un linge doux, pour qu'elle ne touche pas fon
vifage délicat. La tête doit être maniée avec
ménagement, (19) & couverte avec foin : une
toile fine pliée en quatre ou huit doubles doit
couvrir la fontanelle pour défendre le cerveau du
contact de l'air, & être affujettie par un béguin
qui fera fixé lui-même en-devant par un nœud de
cordon large & plat, en prenant la précaution
de ne pas écrafer fes oreilles & d'y mettre un

Maniere d'aranger & de placer l'enfant dans fon berceau.

linge derriere pour les empêcher de fe coller.
On place ainfi l'enfant fur un petit matelas
uni, garni de paille d'avoine bien feche, &
dans un berceau ou plutôt un panier léger,
tranfportable, dont les bords furpafferont un
peu l'enfant quand il y fera étendu horifonta-
lement. (20) On le mettra fur le côté pour favorifer la fortie des flegmes qui lui embarraffent la trachée artere : leur iffue facilite beaucoup fa refpiration, auffi avons - nous dit qu'il
faut les ôter à mefure qu'elles fortent, car plus
il en rendra, fans avoir la poitrine comprimée,
moins il fera expofé à une toux opiniâtre &
convulfive, aux aphthes & à d'autres accidens.
On préfere affez généralement de coucher les
enfans fur le côté droit, & cela dans l'inten-
tion de donner au cœur plus d'aifance pour
chaffer le fang, & au lait plus de pente pour
couler dans les inteftins. Cette méthode peut
avoir quelque chofe de bon ; cependant comme l'eftomac change un peu de direction à
mefure qu'il fe remplit, que fa grande cour-
bure s'éleve antérieurement, ce qui donne à
la nourriture une déclinaifon facile vers le pilore, que d'ailleurs une pofition trop conftante
a de grands inconvéniens, (21) nous croyons
qu'il vaut mieux coucher les enfans alternati-
vement fur l'un & l'autre côté.

Parmi les chofes qui nous ont été préparées par les mains de la nature ou par celles de l'art, il en eft peu dont l'ufage ne devienne pernicieux, auffi-tôt qu'il eft immodéré ou appliqué fans regle. On avoit reconnu qu'un ébranlement lent & doux du berceau pouvoit former des impreffions utiles aux petits enfans, les foulager dans leurs maux, les en diftraire au moins en les invitant au fommeil. Mais cette méthode ayant l'inconvénient de favorifer la négligence des nourrices qui, loin de chercher à diffiper infenfiblement la caufe de quelques fouffrances par un mouvement lent & égal du berceau, veulent vaincre tout-à-coup les obftacles & ont la cruauté de l'agiter fi violemment que les enfans, qui en font furpris d'étourdiffement, de mal au cœur, font enfin contraints de fe taire ; cette méthode, dis-je, eft devenue tellement dangereufe, périlleufe même par fes effets, qu'il vaut mieux y renoncer tout-à-fait & même la profcrire.

Point d'inconvéniens dans ces premiers tems de la vie à laiffer un enfant dans le repos, le filence & l'obfcurité ; l'inaction de fes fens le portera toujours affez au fommeil quand il n'aura point d'entraves qui le ferre ou qui le gêne. Car de recommander, comme il feroit utile, de remuer les enfans fans les fecouer,

Abus de bercer les enfans.

de careffer leurs douleurs fans étouffer leurs
cris., & de faire ufage de l'art fans forcer la
nature , ce feroit trop exiger fans - doute de
ces femmes d'emprunts & bornées, qui manquent fouvent de cette affection que la nature
donne aux plus viles de fes créatures.

Pour vous qui ne méritez point ce reproche honteux, mais qui pourriez-être féduites
par l'ufage , meres affectionnées, ne bercez
jamais vos enfans pour les endormir ou pour
les obliger à fe taire quand ils crient; quelquefois feulement imprimez un léger mouvement à leur berceau, un mouvement lent &
doux, capable de les amufer, de les diftraire;
qu'il foit d'accord s'il fe peut avec votre voix
par des chanfons fur le ton de l'élégie. Le
chant fuffiroit feul à les difpofer au fommeil,
& ce moyen eft auffi innocent que profitable,
au lieu que par des balottemens, des fecouffes
un peu fortes le lait qu'ils ont pris fubit une
altération, même une décompofition dans leur
eftomac, comme dans un vaiffeau qu'on agite;
& il arrive de ces fecouffes un plus grand inconvénient encore, celui de troubler la circulation ou le mouvement circulaire des liqueurs
qui, venant à fe fixer dans la tête, compriment
le cerveau & produifent moins un fommeil
naturel qu'un véritable vertige, ou une légere

apoplexie. (22) On ne peut donc trop con-
damner l'ufage de bercer les enfans avec la
moindre violence , puifque d'une part cela
aigrit & décompofe le lait qu'ils ont pris avant
le terme affigné par la nature , & que de l'autre leur cerveau , ce principal organe des actions
animales , peut facilement s'en reffentir , &
affecter d'une maniere irréparable l'excellence,
la dignité de fes fonctions fi néceffaires à la
raifon & à la vie.

Le premier foin que l'on doit avoir quand Atten-
on entend crier un enfant au berceau , c'eft de tions générales.
chercher à ne pas fe méprendre fur la caufe
de fes plaintes & fur la nature des fecours
qu'il faut lui porter. Une épingle placée mal-à-
propos [ne vous fervez point d'épingles] , un
bruit incommode , des piquûres d'infectes ,
une athmofphere ftagnante, excrémenteufe comme celle qu'on refpire entre des rideaux épais,
bien clos , bien fermés , trop de chaleur , une
mauvaife pofture , des linges fales , mouillés &c.
font autant d'obftacles à un doux repos , &
des détails à furveiller qui exigent affez d'intelligence & de prudence pour ne pas les confier à ces avares campagnardes qui calculant
les foins qu'elles donnent à leurs nourriçons
avec le profit qu'elles en retirent , & qui les ap-
précient , avons nous dit , non par ce qu'ils font

eux - mêmes, mais par ce qu'ils leur coûtent.

Je n'aurai pas de peine à faire comprendre que la propreté amene le fommeil, le contentement, le bien-être, qu'elle aide les digeftions, la circulation, la tranfpiration & toutes les fonctions d'où dépend une vie faine & robufte. Pour s'en convaincre, il n'y a qu'à voir avec quelle follicitude, quelle vigilance les oifeaux, les infectes & tous les animaux tiennent leurs petits dans leur retraite, combien ils font attentifs à les lécher, à les remuer, à les nettoyer, & combien peu ils ménagent leurs foins à cet égard! Il n'eft donc point jufqu'à la propreté où la nourrice doit entretenir fon nourriçon qui ne demande des regles, & qui ne foit une partie effentielle des foins qu'il attende d'elle. Ces regles confiftent dans l'attention particuliere de changer fes langes, fes couches auffi-tôt qu'elles font mouillées ou malpropres, de les laver dans une leffive de cendre, de laver l'enfant lui-même avec un linge fouple trempé dans de l'eau tiede aiguifée d'un peu d'eau-de-vie, & cela autant de fois qu'il eft requis pour le tenir toujours nettement. Si l'on n'a pas l'attention de laver, de décraffer chaque jour les petits enfans de cette efpece de fuie qui s'éleve du fond de fes entrailles, & qui s'échappe en vapeurs où en fumée par

tous

tous les foupiraux de l'infenfible tranfpiration, cette matiere fe trouve interceptée, & rentrant dans le torrent de la circulation des humeurs, elle parvient à en corrompre la maffe. D'ailleurs la peau s'excorie, il y naît des boutons, des rérépiriles & des dartres douloureufes quand on néglige de l'entretenir proprement par des lotions & des frictions légeres. (23)

Parmi les caufes qui nous excitent & même nous forcent au fommeil, il en eft quelques-unes qui agiffent puiffamment fur les enfans ; & nous voyons auffi qu'ils y font bien plus portés que les adultes. Le relâchement général de leurs fibres humides, l'abord fouvent répété d'un nouveau chyle verfé dans le fang, la parfaite tranquillité de leur ame & le mouvement prefque continuel qu'ils fe donnent durant la veille quand ils font en liberté, les difpofent naturellement à cette fonction qui, favorable dans tous les âges, eft particuliérement propre dans celui-ci à opérer la nutrition du corps, fon accroiffement, & à le fortifier d'une maniere folide & ftable. (24)

Mais on ne fauroit trop prendre garde à l'efpece d'athmofphere qui entoure les enfans durant le fommeil & même durant la veille, quelles vapeurs ils refpirent & quel air ils reçoivent dans l'union la plus intime avec les

E

principes de leur vie : car comme ils ont la
peau plus souple & les pores plus ouverts que
les adultes, que leur corps est comme une
éponge, que tout pénètre jusqu'aux émanations
d'une transpiration viciée retenue dans des har-
des, des matelas, des couvertures, l'on ne
sauroit être trop scrupuleux sur tout cela à
leur égard ; & un danger aussi éminent & aussi
familier, devroit bien être pris en considéra-
tion, & sur-tout n'être plus traité de chimere.

Ne faites pas non plus coucher votre enfant
dans un lieu bas où l'on voit les plafonds,
les boiseries se tacher, les meubles s'y pourrir,
le fer s'y rouiller, le pain s'y moisir & le sel
s'y fondre. On peut compter à ces marques la
présence d'un air humide, croupissant, mal-
sain, qui détruit le ressort de la fibre, ses
vibrations, & donne lieu à des engorgemens,
des défaillances qu'on ne doit imputer qu'à la
viscosité des sucs & à la transpiration détruite.
(25) C'est par la même raison qu'il faut fuir
toute humidité des couvertures, les vapeurs des
planches & des carreaux récemment lavés.

L'air des chambres, quand il n'est pas con-
tinuellement renouvellé, est à-peu-près le même dans toutes : à force d'entrer plusieurs fois
dans la poitrine sans qu'aucun autre air s'y
mêle, il devient excrémenteux, & par ce moyen

furcharge tellement les poumons des petits
enfans, qu'au lieu de refpirer avec aifance,
ils ne font quafi plus que haleter. Cet accident
eft familier chez ceux que l'on n'expofe pas
affez aux impreffions de l'air extérieur, ceux
que l'on tient clos, bien enfermés ; leurs poumons affaiffés ne prennent point une quantité
d'air fuffifante pour les faire refpirer aifément,
& le fang qui y circule ne trouvant pas dans
cet air qui lui eft appliqué immédiatement le
rafraîchiffement, le reffort qu'il a befoin d'y
trouver, l'expiration ne fuccéde pas convenablement aux grandes infpirations qu'ils font obli-
gés de faire.

On auroit peine à croire combien eft grande la différence par rapport aux puiffances de
l'ame & du corps, entre ceux qui vivent dans
un air libre & élaftique, & ceux qui refpirent
une athmofphere humide, ftagnante ou mal
renouvellée. Une circulation franche, une tranfpiration aifée, de louables digeftions entretien-
nent & fortifient toutes les facultés animales
& intellectuelles des premiers, tandis que tout
s'appefantit, tout languit chez les autres par
le peu d'aptitude des fibres & par la furcharge
des humeurs.

L'air a tant d'influence fur fes fluides & fur
les folides de notre corps, que quand il eft

pur il devient la fource de la force, le fou-
tien de la fanté, le baume de la vie ; & quand
il ne l'eft pas, il féme au contraire les infirmités & la mort. Mais par un air pur, je
n'entends pas un air pur abfolument dégagé
de toute autre matiere que lui-même ; la chofe
n'eft pas poffible dans notre athmofphere ; &
quand elle le feroit, elle deviendroit fi nuifible,
que les animaux ne pourroient pas y vivre.

J'entends donc ici fimplement un air qui foit
exempt de vapeurs vicieufes, putrides ou dépendantes d'eaux croupiffantes qui attirent beaucoup d'infectes, un air plus fec qu'humide,
plus circulant que ftagnant, en un mot un air
libre & dégagé de matieres âcres, quelle qu'en
puiffe être la fource.

Ainfi un enfant ne doit pas être mis la nuit
entre le lit & les rideaux de fa nourrice, à
caufe d'une vapeur chaude & humide, pour
ne rien dire de plus, qui s'exhale fans-ceffe de
ce lieu, & qui furchargeroit tellement fes poumons, que fa refpiration en fouffriroit des at-
teintes redoutables. Il ne faut pas non plus le
couvrir de maniere à exciter en lui de véritables fueurs ; mais plutôt que le voile de fa
couchette foit à une diftance affez grande de fa
tête ; qu'il foit de gaze & ne l'enveloppe pas
tellement [en le garantiffant pourtant des in-

fectes] qu'il ne puiffe s'y introduire un air nouveau & circulant qui rafraîchiffe l'air intérieur, le rende plus denfe, plus élaftique, plus propre à animer la circulation, & avec elle toutes les fonctions de l'économie animale.

Mais quoique l'action de l'air endurciffe toutes les fibres, qu'elle leur donne plus de ton, plus de force pour réfifter à fon intemperie, néanmoins il faut garantir du grand froid les petits enfans, les enfans minces, foibles, délicats, afin d'entretenir par des moyens doux leur tranfpiration infenfible & les préferver des rhumes inquiétans, de la coqueluche, des diarrhées & des tranchées opiniâtres. Pour cet effet, on fera bien de leur mettre une petite camifole à manches qui leur tiennent un peu chaudement les bras : ce vêtement appellé *braffiere* doit defcendre jufqu'au deffous du nombril & fe fixer fans nuire en rien au jeu de la poitrine, fans gêner le mouvement du ventre qui eft l'ouvrage des poumons, le principe de l'accroiffement & le fiege effentiel des convulfions fi fréquentes à cet âge, & fi fouvent excitées par nos bévues impardonnables.

L'accroiffement du corps n'étant qu'un fimple développement de toutes fes parties, & fe faifant d'une maniere douce, infenfible, il

E 3

faut employer tous les moyens de le favorifer, & éloigner tous les obftacles qui s'y oppofent. Ceux-ci confiftent dans la furcharge des vête-mens, la contrainte dans nos mouvemens, les entraves, la gêne : ceux - là dans l'action de l'air fur toutes les parties du corps & dans l'ufage libre de tous fes membres.

Mais prenez garde que l'air qui vient frap-per l'enfant dans fon berceau ne fouffle par jets fur fon corps & encore moins fur fon vifage. Il feroit impoffible qu'il n'en fût pas incommodé. C'eft que la conftriction que pro-duit cette impreffion fur une partie feule, ifolée, eft beaucoup plus capable d'en intercep-ter la tranfpiration, qu'un froid univerfel & qui agiroit uniformément fur tout le corps. (26) Oui, il vaudroit mieux laiffer dormir un enfant en plein air, que de le faire coucher dans une chambre où il feroit expofé aux vents coulis, c'eft - à - dire aux airs de portes ou de fenêtres mal fermées.

Nous avons dit que l'enfant doit habiter un lieu fec & ouvert, une maifon haute & éclai-rée dès le matin par le foleil. Cependant il ne faut pas qu'une lumiere trop vive puiffe s'imprimer avec fracas dans fes yeux, fur la choroïde, ni exciter dans la liqueur & les fibres qui les compofent des ébranlemens vio-

lens & subits. Elle ne doit pas non plus venir
de côté, mais par derriere ou en face, si elle
eſt aſſez douce, & de maniere qu'elle ſoit toujours égale pour les deux yeux. Je demande
pardon aux ſavans qui m'écoutent de les avoir
entretenus dans ces Remarques de quelques détails minutieux; mais s'ils veulent ſe donner la
peine de réfléchir aux incommodités que leur
oubli entraîne en ſuivant la chaîne des effets,
ils ne leur paroîtront pas moins néceſſaires à
ce Traité que ce que j'y aurai avancé ſur des
choſes plus importantes ou plus graves.

S E C T I O N IV.

Précipitation de ſevrer les enfans de la mammelle,
quatrieme cauſe de mortalité parmi eux. Et
d'abord abus de l'uſage de la bouillie ordinaire.
Réflexions ſur la Dentition.

C'eſt un axiome en Médecine que telle eſt
la qualité d'un aliment dont on fait un long
uſage, telle eſt celle de nos fluides qui en dérivent. Il faut ſur-tout raiſonner de cette maniere par rapport à l'âge qui nous occupe, à
cet âge où l'on peut dire que l'exercice n'eſt
point encore aſſez fort pour briſer & triturer
les alimens qui ſont d'une nature brute, groſ-

E 4

fiéré , d'une nature tenace & indigeſte. De ce nombre ſont ceux qui ſe tirent des ſubſtances farineuſes non fermentées , & qui mélées avec une légere quantité d'eau ou de lait, comme notre bouillie ordinaire , forment une colle épaiſſe qui reſſemble aſſez à du mortier.

En effet qu'eſt-ce que la bouillie que l'on donne communément aux enfans ? C'eſt un mucilage gluant & terreux , compoſé d'un lait épaiſſi par une farine qui n'a ſubi aucune préparation ni par la nature ni par le feu , d'une farine qui n'ayant point fermenté contient une quantité d'air très conſidérable , & dont on forme une eſpece de maſtic que les ſucs digeſtifs ne peuvent pénétrer & qui eſt très-difficile à briſer par une machine à peine formée. Tel eſt le caractere de la bouillie , aliment rebelle à l'action foible d'un jeune eſtomac, capable par ſa viſcoſité de déterminer de fauſſes digeſtions , d'encroûter les inteſtins , de boucher les orifices des veines lactées , d'engorger ces veines & d'empêcher l'entrée du chyle dans les routes étroites qu'il enfile, & qui ſont comme les racines qui ſervent à animer toute notre végétation. On ne ſauroit donc ſouſcrire avec trop d'ardeur aux critiques que la raiſon a faites de cette nourriture glutineuſe , qui n'eſt pas moins une cauſe matérielle du calcul & des vers qui affectent les enfans, que la fource des empâtemens de la tuméfaction du ventre, le manque de nutrition, le dépériffement. (27)

Les nourrices pareffeufes, dit Mr. Levret, aiment à donner de la bouillie à leurs nourri-çons, fur-tout le foir, parce que ces pauvres petites créatures ayant beaucoup de peine à digérer cet aliment tenace & vifqueux, ils font long-tems fans fentir le befoin de tetter.... Mais fi nous avions chaque année le catalogue des enfans morts fubitement par des indigef-tions de bouillie, ou foit à la longue par l'obf-truction des glandes du mefentere, on verroit que l'ufage de la bouillie a peut-être plus fait périr d'enfans en bas âge, que toutes les ma-ladies enfemble qui peuvent les attaquer pen-dant qu'ils font à la mammelle.

Tout concourt en effet à prouver la néceffité Moyens d'abolir l'ufage trop répandu de la bouillie, préféra-bles. ou fi l'on ne veut pas y renoncer entiérement, que du moins l'on en faffe torréfier, griller la farine. Il feroit mieux fans-doute de fe fervir de celle dont le grain auroit germé, comme on fait germer l'orge qui s'ert à compofer la biere. Le premier procédé confifte à mettre la farine au four dans un plat de terre fort large & non verniffé, à la remuer de tems en tems pour la dégager d'une grande quan-

tité d'air qu'elle contient, la divifer & l'atté-
muer également dans toutes fes parties. Le
fecond de ces procédés, qui eft bien préférable à l'autre, confifte à humecter les grains
de froment, à les étendre dans un lieu affez
chaud pour qu'on voye en peu de tems paroître la germination, la radicule ; alors on les
retire, on les éparpille, on les vanne & on
les fait moudre : cette farine eft douce, fapi-
de, un peu fucrée, elle eft agréable au goût,
point vifqueufe & fe diffout aifément dans la
bouche. La bouillie qu'on en fait eft incomparablement moins tenace, moins collante que
l'autre, qui étant compofée de farine crue dont
les particules n'ont été ni divifées, ni atténuées par la fermentation, eft néceffairement
plus étouffant, plus capable d'engendrer des
vents clos & bridés, des diftenfions d'eftomac,
de boyaux, des crudités, des glaires, & de
caufer toutes les maladies réfultantes des
mauvaifes digeftions.

Mais quoique la bouillie faite avec de la farine dont le grain aura fermenté & germé foit
d'une diffolution plus facile dans la bouche,
qu'elle foit plus légere d'air & d'un ufage en
tout bien préférable à l'autre, qu'on puiffe même y fuppléer par des croûtes de pain rôties au
four & mifes en poudre impalpable ou ramollies

dans l'eau tiede pour tenir lieu de mûlt, (28)
qu'on ne sauroit se procurer en tout pays,
néanmoins il est très-prudent de ne faire usage
de cette bouillie qu'après le sixieme mois, &
de la faire d'abord très - légere, très - liquide,
afin de la rendre plus véritablement nutritive,
plus aisée à se laisser maîtriser par un jeune
estomac. Quand on remarque qu'elle n'ôte
rien à l'enfant de sa respiration, qu'elle ne le
resserre pas & ne lui donne point le dévoiement,
on peut lui en donner deux fois par jour à
un intervalle de sept à huit heures jusqu'à - ce
qu'il y soit bien accoutumé & qu'on le sevre
tout - à - fait de la mammelle.

Le grand, art à employer pour que les petits
enfans soient bien nourris, consiste non-seulement dans le choix de l'aliment le plus convenable, le mieux approprié à la foiblesse de
leur constitution, à la délicatesse de leurs
organes, mais aussi dans le soin de régler leur
nourriture pour la quantité, & de la ménager
selon les différens degrés d'insuffisance ou d'activité de leurs forces digestives. La bonne regle
est de donner à tetter aux enfans cinq, six,
sept, ou huit fois dans vingt-quatre heures; plus
souvent & en moindre quantité quand ils sont
plus jeunes, plus minces ou plus foibles, sans
jamais les gorger de nourriture : car si on leur

en laiſſé trop prendre, ſi on ne ſuit pas les loix générales de la digeſtion, ou leur fera ſouffrir tous les inconvéniens que l'on reproche ſi injuſtement à d'autres cauſes, comme à des dents qui n'exiſtent point encore, à des vers &c.

La réplétion du lait n'eſt pas moins perni-cieuſe aux enfans que la réplétion du pain aux adultes. Tout ce qu'ils prennent au-delà du beſoin les affoiblit au lieu de les fortifier. Le moindre accident qui puiſſe en arriver, eſt le regorgement d'un eſtomac accablé & trop dif-tendu, à qui l'on apprend à ne plus embraſſer fortement la nourriture. Plus ſouvent les em-bouchures des vaiſſeaux lactés trop relâchés reçoivent & laiſſent paſſer une grande abon-dance de chyle & de chyle mal préparé, qui étouffe & ſuffoque la flamme de la vie dans ſa propre matiere, de même à-peu-près qu'une trop grande quantité d'huile dans une lampe l'éteint. Si donc on remarquoit une voracité qui fût ſuivie de vomiſſemens fréquens & abon-dans, de cours de ventre laiteux, de diarrhées eſpieuſes, il faudroit diminuer de la nourri-ture partiale & faire les intervalles plus longs, afin que les ſucs ayant plus de tems pour s'af-finer par des circulations réiterées, les parties qu'ils doivent recruter & entretenir devinſſent plus fermes & plus élaſtiques.

Un enfant malade, par exemple, doit prendre moins de nourriture que lorfqu'il eft en
fanté, & en prendre d'autant moins que moins
il a de force. Quand on n'a pas cette atten_
tion, quand on le follicite à manger, à s'af-
fouvir fans ordre & fans mefure, & cela dans
la folle opinion, dans la fotte croyance de le
rétablir plus tôt, de le faire profiter & de lui
donner des forces en lui faifant prendre beaucoup de nourriture, on ne manque jamais
d'augmenter la caufe de fon mal, & de le lui
faire fentir peu de tems après avec plus de
fureur, de violence.

Le défaut d'appétit eft la premiere marque
du manque des forces digeftives. Le dégoût
des enfans eft toujours fondé, raifonnable. Il
nous indique ou que l'aliment qu'on leur offre
leur eft déplaifant, & c'en eft affez pour y
regarder de près & ne pas trop infifter à leur
en donner, ou bien ce dégoût dénote que la
nature eft à la veille d'une crife, & qu'elle a
befoin de délai, de répit pour fe furmonter.

Les effets des chofes, c'eft l'expérience qui
les enfeigne ; mais les caufes de ces effets,
c'eft le raifonnement qui les développe. Une
nourrice un peu intelligente fait bien difcer-
ner les cris qu'arrachent à fon nourriçon les
douleurs de ventre ou tranchées d'avec ceux

que la faim ou le befoin de manger lui occafionnent. Elle fait que ceux-ci font moins
aigus & plus fuivis ; qu'ils font accompagnés
de petits geftes, de regards qui la fuivent par-
tout ; d'apparence de chagrin quand elle s'é-
loigne , & de témoignage de plaifir quand elle
s'approche & qu'elle découvre fon fein. Rien
de femblable ne fe fait remarquer quand l'enfant
fouffre & pleure par les accès de la douleur;
& quelque peu qu'on foit attentif on ne s'y
trompera jamais. Mais par malheur il eft peu
de nourrices attentives, peu qui fachent que ce
n'eft pas par la douleur que la faim commence à
fe faire fentir & que les cris n'annoncent
point fa préfence. La plûpart d'entr'elles s'ima-
ginent que les pleurs de l'enfant font toujours
les cris de la faim , & que dès qu'il pleure il
ne s'agit que de lui donner à tetter, ou, qui pis
eft à l'empâter avec de la bouillie, fans penfer, fans prévoir que la caufe de fes fouffrances provient peut-être du mal-aîfe de fon
eftomac furchargé d'un lait non digéré, aigri,
qui tourné en férofité piquante, agace fes inteftins, excite des tranchées qui puifent de
nouvelles forces dans l'aliment dont on l'ac-
cable pour étouffer fes plaintes. On ne fait
que trop qu'une pratique générale & meur-
triere autorife ces femmes ignorantes à rem-

plir d'autant plus leurs nourriçons, qu'ils ont moins befoin de nourriture.

Avant donc de préfenter la mammelle à un enfant, la nourrice, quelque novice qu'elle foit, doit au moins obferver s'il y a plus de deux heures qu'il ne l'a tettée, & dans ce cas feulement recourir à ce moyen, ou à d'autres moyens, s'il arrivoit que dans le cas contraire l'enfant pouffât fréquemment des fanglots entrecoupés, des foupirs ou des plaintes.

La cure de prefque toutes les indifpofitions des enfans à la mammelle dépend du changement de la nourriture de la nourrice, de fon attention à obferver un régime de vie prudent & modéré, un régime qui par fa douceur & fon humidité puiffe alléger fon lait, en corriger l'âcreté & lui en procurer un nouveau plus délayant ou plus louable. C'eft ce qu'elle obtiendra aifément en faifant ufage de celui de vache, coupé d'une décoction d'orge ou de gruau, d'avoine, de riz, de femence de fenouïl ou d'un peu de régliffe. La laïtue cuite, les œufs frais, les racines tendres, en un mot tous les alimens doux, humectans & propres à lui lâcher le ventre, tourneront au profit de fon nourriçon dans tous les cas de maladies, & font particuliérement recommandables dans le tems d'une dentition pénible & douloureuse.

Denti-
tion.

La dentition eft l'ouvrage de la feule nature, une opération peu uniforme, quelquefois difficile & qui mérite dans ce cas beaucoup d'attention, beaucoup d'égards. Si les dents font long-tems à fortir, ou s'il en eft plufieurs prêtes à percer à la fois, les fymptomes deviennent fâcheux; & les enfans ne pouvant fupporter le poids de tant de maux, fuccombent à la douleur, ou font en très - grand danger de perdre la vie.

Le but qu'on doit fe propofer ici & la premiere indication qui fe préfente à remplir, c'eft de diminuer l'atrocité du mal & de faciliter l'éruption des gencives. Ce qui y va le mieux, c'eft de conferver à l'enfant le teton de fa nourrice; d'abord parce que dans ce tems les parties de la bouche font fi fenfibles qu'à peine elles peuvent fupporter l'attouchement de la cuiller; & ce qu'il y a de bien plus précieux encore, c'eft que, comme nous venons de dire, en prefcrivant à la nourrice un régime propre à alléger & à adoucir fon lait, on peut arrêter les violences du mal, éloigner les obftacles & feconder doucement & efficacement l'œuvre de la nature.

C'eft dans cette vue qu'aux premieres inquiétudes

quiétudes de la dentition il faut commencer
par dépurer les premieres voies ; d'abord en
retranchant un peu de la nourriture, & enfuite par l'ufage prudent des doux abforbans
rendus légérement purgatifs. On ne doit pas
craindre par cette conduite d'affoiblir ces petits corps & de leur nuire au lieu de leur
être utile. La caufe particuliere, la fource
principale de tous les accidens de la dentition vient ordinairement de la réfiftance des
folides que la réplétion augmente. Bien loin
donc de faire comme tant d'imprudentes
nourrices qui ne connoiffent d'autres moyens
d'appaifer les cris de leurs nourriçons, que de
les étourdir à force de les bercer, ou les gorger de lait ou de bouillie, c'eft alors qu'elles
doivent être plus avares de nourriture, afin
de ne pas trop accélérer l'état de leurs forces & ne pas accumuler la caufe d'un mal qui
ne manqueroit pas de s'irriter, de les expofer
à de nouveaux dangers & de leur arracher de
nouvelles plaintes. (29) Cette regle diététique,
dont l'utilité eft reconnue dans tous les cas de
maladies aiguës, eft peut - être plus effentielle
pour celle-ci qui eft d'autant plus active, d'autant plus féroce, que les corps annoncent plus
de folidité, de réfiftance & de force.

Comme tous les animaux à mâchoires faci-

litent la fortie de leurs dents en mordant quel
ques corps fur lefquels leurs gencives peu
vent avoir de la prife , & que l'enfant pa
un inftinct machinal commence de ce tem
à porter toute chofe à fa bouche , on peut lu
donner à machetter une croûte de pain d'un
forme longuette , ou une racine d'althea , d
guimauve , de luzefne , de régliffe ratiffées &
ramollies. On vante la cervelle de lievre cuit
& mêlée avec du miel , dont on s'enduit l
doigt , & qu'on paffe légérement par-deffus l
gencive douloureufe.

Si cependant la diete , la liberté du ventre,
le régime de la nourrice & les autres petit
fecours étoient infuffifans pour appaifer , pou
calmer des douleurs trop aiguës , & que des
fymptômes graves annonçaffent quelques dangers éminens ., (affez rares pourtant parmi
ceux qui prennent peu de nourriture & qu'on
purge doucement) il faudroit alors recourir à
une petite incifion faite immédiatement fur la
membrane de l'alvéole que chaque dent s'effor-
ceroit de percer.... mais prenez garde de ne
recourir à ce moyen que lorfque cette membrane ne paroit plus contenir de fang , lorfqu'elle eft blanchâtre , fort mince & prête à
fe rompre. Encore ne faut - il jamais com-
mettre cette opération à l'ignorance , à la mal-

adreſſe des nourrices ou des ſevreuſes , comme
quelques - unes oſent témérairement la pratiquer. (30)

Remarquons avant de finir ce paragraphe
ſur la dentition , que l'air pur & vif qu'on reſ-
pire dans les champs , favoriſe finguliérement
cette importante & critique fonction de la nature ; que c'eſt une faute , & même une très-
grande faute de faire paſſer dans ce tems les
enfans de cet air élaſtique & ſain dans celui
d'une ville & ſur-tout d'une grande ville où il
a perdu ſes qualités les plus ſalubres, les plus
recommandables ; que cette raiſon doit entrer
en conſidération pour ne pas retirer ſi-tôt les
enfans de la campagne , puiſque ce ſéjour eſt
la ſeule choſe qui les dédommage un peu de
n'être pas nourris par leurs meres , ſur-tout
celles qui habitent les capitales dans des rues
étroites , ſales , & qui demeurent au rez - de-
chauſſée , où l'air eſt toujours ſtagnant , humide , mal - ſain à tous les âges , & plus particuliérement encore à celui de l'enfance. (31)

Mais ſi l'air de la campagne eſt bien préférable à celui des villes , s'il eſt imprégné de
tout ce qu'il y a de plus volatile , de plus
cordial dans les plantes , s'il contient ſur-tout
beaucoup de matiere éthérée , cette partie de
l'air ſi vivifiante , ſi ſalubre , pourquoi donc

les enfans y meurent - ils si généralement ou en reviennent - ils si débiles, si contrefaits, si infirmes? C'est que le bon air n'est pas suffisant tout seul à l'entretien de la santé, à la conservation de la vie des enfans: c'est qu'il s'agit autant & encore plus d'éviter ce qui peut nuire que de pratiquer avec soin ce qui est utile, ce qui renferme une suite de choses dont l'importance ne peut être sentie que par un jugement sain, ni inspirée que par une vigilance éclairée.

Moyens d'instruction pour les nourrices & les meres de la Campagne. Un objet bien digne sans - doute des regards d'un gouvernement attentif à sa population, seroit d'obliger les Ecclésiastiques départis dans ses campagnes de s'instruire des meilleurs principes de l'éducation physique du premier âge, de les établir certains jours de la semaine & de les développer d'une maniere simple aux meres & aux nourrices leurs paroissiennes : de leur apprendre par des explications élémentaires les dangers auxquels elles exposent leurs nourriçons par des routines aveugles, ou des négligences criminelles, comme aussi ce qu'elles doivent faire pour les préserver des maux qui les harcele, & même ce qu'il faut pratiquer pour raffermir leur santé quand elle chancele. Cet établissement seroit-il moins raisonnable que celui par lequel il n'est permis à quelque femme que ce foit de fe donner au public pour accoucheufe fans avoir paffé par les examens ordonnés à cet effet, & auxquels elles font af. fujetties par de juftes loix? Et en effet, eft-il moins effentiel de pourvoir à la sûreté de leur naiffance?

Mais je dis avec plus de confiance encore, & je le répete parce qu'on ne peut trop le répéter pour le bien de l'humanité, que fi les refforts de l'affection maternelle mis en œuvre par la politique viennent à fe renouveller dans tous les cœurs: fi les meres ne dédaignent plus de nourrir, d'allaiter elles - mêmes les fruits de leur union conjugale, & fi elles y font invitées d'une maniere à flatter leur amour-propre, leur vanité: fi l'on parvient enfin à abolir l'ufage abfurde & meurtrier du maillot, de la lourde bouillie & d'autres pratiques que nous avons ou que nous allons cenfurer, je crois qu'on évitera bien des maladies aux enfans, bien des morts prématurées, & qu'on ménagera à la fociété un grand nombre de fujets qui lui échappent chaque jour, même par les moyens qu'on avoit imaginé pour les conferver.

Sevrage, abus de le précipiter.

Sous la loi de Moyfe les enfans des Prêtres n'étoient comptés parmi ceux que l'on nourrif-

F 3

foient des revenus du Temple, que lorfqu'ils avoient trois ans accomplis ; & il paroit en d'autres endroits que la coutume étoit établie chez les anciens de ne les fevrer qu'à cet âge de l'aliment que la nature leur a préparé, & feulement quand elle en avoit tari la fource. C'eft une grande faute parmi nous d'avoir tant accéléré ce terme, & c'eft même une des caufes de la décadence où font tombés dans la fuite la fanté & la vie des hommes, qui ne font venus moins vigoureux & moins vivaces, que parce qu'on ne laiffe point le tems aux parties originaires de notre corps de prendre leur parfaite intégrité, & de parvenir au degré de ton, de force ou de fermeté qu'elles auroient acquifes en laiffant plus long-tems les nourriçons dans l'ufage du lait de leur mere ou fur le fein d'une femme qui lui reffemble. L'on fèvre les enfans fur les moindres prétextes à huit ou dix mois contre la décifion des véritables Médecins, qui fe réuniffent tous à confeiller de prolonger ce tems bien plus loin au - delà de la pouffe de feize ou vingt dents, & feulement quand tout indique que le levain de l'eftomac eft fuffifamment exalté, pour que les digeftions ne foient pas laborieufes ou même entiérement défectueufes, comme il ne manque pas d'arriver quand cela fe fait prématurément.

L'on entend dire que les enfans qui tettent trop long-tems demeurent ſtupides, & cette aſſertion ridicule s'eſt accréditée comme tant d'autres par les raiſons même qui devoient les faire rejeter. Car le lait de femme ne produit pas un chyle à beaucoup près auſſi épais, auſſi terreux, que celui de la plûpart des autres animaux & que les ſucs qui émanent des autres ſubſtances alimenteuſes. L'enfant qui le tire, le prend chaud & muni de tous ſes eſprits : il n'a ſubi aucune évaporation, rien ne s'eſt exhalé de tout ce qu'il y a de plus ſubtil, de plus capable d'égayer, de nourrir, de fortifier, de prévenir les obſtructions, les congeſtions & toutes les infirmités de ce caractere. Il eſt donc bien plus certain, que ſi les enfans ne tettent pas auſſi long-tems, ſi on les févre trop tôt de la mammelle, l'autre lait, le lait de la ſeconde nourriture & tout ce qui doit s'enſuivre ne paſſera pas ſi facilement dans les voies de la chylification, qu'ils ne ſeront ni auſſi bien nourris, ni auſſi vermeils, ni auſſi gais, ni auſſi robuſtes.

Il ne faut pour cela que citer les épreuves reitérées d'un Français, (Mr. de Chamouſſet) qui a des connoiſſances en médecine, & qui eſt ſur-tout très-zélé pour le bien de ſa Patrie. Touché d'y voir périr tant d'enfans en nourrice,

& ayant cru fur la foi de quelques voyageurs
que certaines peuplades du Nord ne nourriffent les leurs qu'avec du lait des animaux,
entreprit aux environs de Paris, dans un lieu
bien aëré, & fous les yeux du Miniftere, de
faire nourrir un certain nombre d'enfans fans
le fecours de la mammelle, & d'y fuppléer
par d'autres laits. Cette entreprife réuffit
mal : plufieurs de ces enfans périrent dans
cette épreuve, les autres furent rendus à des
femmes nourrices étant à la veille de fuccomber. (33) C'eft qu'en effet il eft bien moins
avantageux, bien moins falubre aux petits enfans de prendre pour nourriture un lait qui aura bouilli ou qui n'eft pas récemment trait,
que de tetter une femme faine, une mere fur-
tout qui tire immédiatement de fon fein un
chyle tout fait ou tout préparé, une liqueur
émulfive chargée & richement imprégnée de
la partie la plus vive, la plus fubtile des efprits, celle qui ne nourrit pas feulement les
enfans, mais encore qui les égaye, les ref-
taure, les fortifie. Quoi de plus raifonnable
en effet de croire, quoi de mieux prouvé que
par fon affinité le lait de femme fe digere,
s'affimile mieux avec le fang que l'autre lait,
précifément à caufe de fa plus grande analogie! la phyfique ne nous démontre-t-elle pas

ce phénomene dans tous les corps de la nature?
Or fi la femme qui préfente fon fein eft bien
faine, & fi cette femme eft la mere, ne fera-
ce pas un moyen sûr pour que l'enfant s'en trouve bien & profite fous les aufpices d'une nourriture qui lui eft familiere & dont il a tant
goûté les attraits?

Concluons donc qu'on ne doit recourir au
lait des animaux dans les fix premiers mois
de la naiffance, que lorfque des circonftances
extraordinaires nous y obligent, nous y forcent; qu'il faut perfévérer long-tems dans la
nourriture la plus immédiate, la plus naturelle, & qu'il n'en eft point qui l'emporte fur
le lait de la mere, ou d'une autre femme,
quand elle réunit tout ce que nous avons de-
firé trouver en elle pour cela.

Ce ne feroit pourtant point affez d'avoir affigné la nourriture la plus convenable aux enfans du premier âge, & d'avoir établi les
avantages qu'ils retirent de prendre cette nourriture fur le fein de leur mere quand elle
eft faine, ou fur celui d'une femme digne
de lui être fubftituée. Il nous faut maintenant
examiner comment, & en cas de vraie néceffité, on peut fuppléer au lait humain par celui des animaux, & voir auquel de ces laits
nous donnerions la préférence.

D'abord dès les premiers jours ce feroit fans-doute celui qui approcheroit le plus du caractere du lait d'une femme nouvellement accouchée ; celui qui feroit le plus léger, le moins denfe ; celui qui exige peu de changement dans l'eftomac d'un enfant nouveau-né, & qui lui fournit le moins de parties groffieres & excrémenteufes. Tel eft celui d'âneffe, de chevre, de brebis, dans l'ordre que je viens de les nommer. Cependant comme on peut alléger le lait de vache & en féparer fes parties cafeeufes ou terreufes, en former ce qu'on appelle du petit lait, on pourroit d'abord faire ufage de cette liqueur après l'avoir obtenue fans l'intermede d'aucun acide, par le repos feulement, l'égoutage, & lui avoir donné au bain - mané un degré de chaleur très-modéré. Cette nourriture porte avec elle un caractere qui l'approche beaucoup du *coloftrum* ou du lait de la mere tel qu'il eft immédiatement les premiers jours qui fuivent fon accouchement, & l'on peut affurer que lorfque les enfans font malheureufement privés de celui - ci, l'autre eft le feul qu'on puiffe raifonnablement lui fubftituer.

Ce n'eft pas ici le lieu de dire qu'aucun aliment ne peut être généralement regardé comme falutaire, & que celui qui demande quel aliment eft falutaire, fait la même queftion que s'il demandoit

quel vent eft favorable pour une route inconnue. La route eft ici fort connue ; elle nous
eft indiquée, tracée même par la nature d'a-
près le premier aliment qu'elle nous prépare en
venant au monde, la qualité de nos fucs, &
la conformation de nos vifceres.

Comme c'eft un lait de femme auquel
on entreprend de fubftituer une nourriture convenable, nous avons dit qu'il faut jetter fes
regards fur celui des animaux. (34) Le lait
de vache, par exemple, eft un de ceux qu'il eft
en général le plus facile à fe procurer ; & quand
la femelle qui le fournit eft jeune & faine,
qu'elle vit dans un bon air, dans de bons pâ-
turages ou dans une étable entretenue proprement, quand elle eft promenée & bien étrillée,
elle donne un lait très - convenable à la nourriture de l'enfant qu'on févre de la mammelle.
Cette époque doit fe différer jufqu'à l'âge de
deux ans & même au-delà, fi le lait de la nourrice fe trouve en abondance & fe conferve en
bonne qualité. (35)

L'on peut affez bien juger des forces de l'eftomac par l'infpection des fibres mufculaires extérieures ; c'eft la même ftructure, & toutes dépendent du même principe pour leur nutrition. Lors
donc qu'elles annoncent une conftitution ferme &
élaftique, que l'enfant eft gros d'os & de chair,

que fon vifage s'orne de couleurs vives & que
fes mâchoires font armées de quelques groffes
dents, ce font autant d'indices de cette révolution particuliere par laquelle on eft averti
que la nature a parlé, & que l'eftomac peut
fupporter une nourriture paffablement folide.
Mais comme tout changement fubit n'eft pas fans
inconvénient, même pour les adultes les plus
robuftes, il eft aifé de comprendre la néceffité
d'en ufer avec beaucoup de précaution envers
les enfans pour affocier, & enfuite fuppléer
une autre nourriture à celle qu'ils font accoutumés de prendre.

Il n'en eft point qui favorife auffi promtement ni auffi sûrement l'accroiffement des enfans que celle qui eft d'une nature douce, tempérée, & peu capable d'irriter leurs organes ;
d'une nature nourriffante pour réparer leurs
pertes, & fatisfaire fuffifamment à leur développement ; & d'une nature humectante pour
ne point du tout les altérer. Le lait tient ici
le premier rang quand il eft fourni par une
femelle jeune & faine, lorfqu'il eft frais &
récemment trait & pris dans un tems convenable.

On fait pour les enfans, comme nous avons
déja dit, diverfes préparations avec le lait, foit
avec le pain émietté raffis & bien cuit, le

malt de froment ou le maïs fraîchement moulu, soit avec le riz, le gruau ou d'autres femen- ces céréales germinées & réduites en poudre dont on compofe des crêmes ou des bouillies légeres. Les panades bien délayées dans un bouillon de viande foible & dégraiffé, ou fimplement dans de l'eau avec un peu de beurre frais & un jaune d'œuf, fuppléent affez heu- reufement à l'ufage du lait, & réuniffent ce qu'il y a de plus nourriffant dans les deux regnes.

Les enfans digerent mieux les fubftances ani- males tendres & tout leur produit, quoiqu'ils n'ayent vécu jufques - là que de lait, que les alimens uniquement tirés d'un regne végétal. C'eft que le lait, & en particulier celui de fem- me, paroit tenir un peu plus de la partie ani- male que de la végétale, fur-tout quand il s'eft bien atténué par une longue circulation, & encore plus quand celle qui le fournit ufe pour fa nourriture de la chair & de fes fucs par préférence aux fucs des végétaux. Néanmoins avant de donner de la viande aux enfans, mê- me de la viande rôtie qui a fait une moindre diffipation de fes fucs que celle qui a été bouil- lie, & qui peut-être auffi, quand elle eft bien dégraiffée, entretient mieux leur tranfpiration, il eft bon d'attendre que leurs dents ayent ac-

quis une certaine affurance par leurs racines ,
& qu'ils foient eux-mêmes en état d'écouter le
précepte de bien broyer ce qu'ils mangent avant
de l'avaler.

Les enfans mangent pour l'ordinaire avec
avidité ; & quoiqu'ils ayent des dents affez
fortes pour mâcher leur nourriture , ils ne s'en
donnent pas le tems , avalent goulument ,
fans pouvoir enfuite bien digérer. Cela fe voit
fur - tout parmi ceux qu'on laiffe long - tems
jeûner , & ceux envers qui l'on eft affez indifcret pour les bourer de tout ce qui fe préfente ;
ces derniers échappent avec peine aux maladies
aiguës quand ils en font attaqués ; aux autres
il furvient des rétréciffemens d'eftomac , des
tiraillemens , des naufées. (36) Il faut donc
s'oppofer à la voracité des enfans , leur donner ce qui leur faut , & faire ici , comme ci-
devant , que la réparation envers les plus jeunes & les plus foibles foit moindre , mais plus
fréquente.

La nourriture eft non - feulement effentielle
chez les enfans pour réparer les pertes que
procurent néceffairement la veille & le jeu de
leurs organes , mais elle doit encore fournir
une quantité fuffifante de fucs uniquement
deftinés à leur accroiffement , opération qui
fe dit de l'augmentation d'un corps organifé ,

ou de l'action par laquelle fes pertes font plus que compenfées. Le moyen d'y réuffir convenablement eft de chercher une fubftance douce & contenante, beaucoup de parties véritablement nutritives, une fubftance qui puiffe former un mucilage ductile, foluble dans l'eau, capable d'étendre les fibres fans les rompre, & les accroître fans les durcir.

La matiere de la nourriture qu'on préfente aux enfans nouvellement fevrés, doit avoir deux qualités ; offrir peu de réfiftance aux organes digeftifs, & avoir des fucs affez préparés pour qu'on ne craigne pas l'augmentation des crudités de la pituite. Un peu de viande, avons nous dit, eft une nourriture falutaire ; non pas celle des jeunes animaux, qui eft pour l'ordinaire glaireufe, graffe ou huileufe, mais celle qui eft un peu atténuée, quand elle eft mangée avec du pain, par très-petits morceaux, & qu'on a choifi celle qui a les principes les moins âcres.

Les effets des végétaux fur le corps humain étant très-différens felon qu'ils font de nature plus, ou moins acide, irritante ou âcre, on doit craindre ici pour aliment tous ceux qui font d'un goût éminent, ceux qui font cruds ou venteux & qui n'ont pas la douceur des épinars ou de la laitue. Regle générale, ne

donnez point de falade, point de légumes acides ou de fruits pareils aux enfans avant qu'ils
fe nourriffent fuffifamment de viande & qu'ils
faffent des exercices un peu forts ; car fi l'eftomac
ne les maîtrife promtement, l'action de la fermentation continue à en développer de nouvelles parties fpiritueufes, qui font un germe
d'irritation capable d'affecter fenfiblement le
fyftême des nerfs, de former des diarrhées
colliquatives, des dyffenteries & d'autres maux
violens dépendans de leur vertu corrofive.

La nature a voulu que tout ce qui a des
qualités éminentes fût un médicament plutôt
qu'un aliment. Et pour s'en convaincre, il fuffit
de favoir que les faveurs fortes, les efprits ar-
dens & volatiles enfantent dans les humeurs
une chaleur étrangere, une atténuation artifi-
cielle qui dépêchent & crifpent les folides,
agacent, & picottent les nerfs. (37) Le thé,
le caffé entrent dans cette cathégorie. Ces plantes utiles dans le befoin & permifes dans certains cas, produifent par un ufage indifcret
des complexions délicates, valétudinaires ; elles détruifent le fommeil, caufent la pâleur,
la maigreur, grillent les fibres, les brûlent ou
les empêchent de croître.

Un palais fain qui a toute la fenfibilité qu'il
doit avoir, ne peut goûter que les mets fimplement

plement affaifonnés, & ces mets rempliffent exactement deux indications principales ; fa- voir, la confervation de la fanté par la forma- tion d'un chyle doux & abondant, & le libre exercice de toutes les fonctions animales. Il faut donc empêcher que le goût des enfans ne de- vienne fauvage, capricieux ; & quand leur efto- mac fe trouve imbu d'une acidité furabon- dante, d'un levain vorace & prefque infatia- ble, la pointe de ce ferment doit être émouf- fée par des panades dans l'état de fanté, & par des abforbans dans l'état de maladie.

Une remarque effentielle fur la nourriture des enfans, c'eft de ne la leur faire prendre ja- mais bien chaude. L'on fait que les ali- mens brûlans gâtent les gencives, racorniffent le pharynx, l'œfophage, cautérifent les petites ouvertures des vaiffeaux falivaires, & que par ce moyen l'eftomac fe trouvant moins abreuvé de ce fuc & des autres fucs digeftifs, opere mal fes fonctions & fait éprouver dans la fuite des douleurs longues & cruelles.

La précaution de laiffer réfroidir fon man- ger, bonne à tout âge, convient d'autant mieux dans celui-ci, qu'on évite par-là que des vieil- les femmes qui ont fouvent les dents gâtées ou dont la falive tourne à l'aigre, ne promene dans leur bouche la nourriture des petits en-

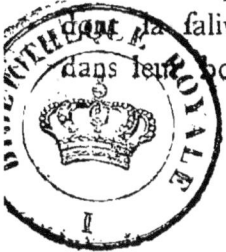

G

fans & ne l'infectent de cette liqueur. Aprè
avoir établi le meilleur choix à faire de la nou
riture à l'époque du fevrage, arrêtons-nous u
inftant fur l'efpece des vafes qui doivent la con
tenir.

Ne faites jamais ufage de vaiffeaux de cuivr
pour apprêter ce qu'on donne à manger au
enfans, encore moins pour l'y laiffer en dépô
ou feulement réfroidir pendant l'efpace d
tems qu'il feroit pour cela néceffaire. Ce métal, comme on fait, eft foluble dans tous le
menftrues, même dans les huiles & les graif
fes ; & rien ne prouve mieux que les vafe
qu'on en fait font attaqués par les liquides
froids, que ce qui arrive en été aux laitie-
res . . . . . Dans les chaleurs & les plus longs
jours on les voit traîner leur lait du matin au
foir dans du cuivre fans qu'il s'aigriffe, ce qui
vient de ce que l'acide du lait, en fe dévelop-
pant, attaque ce métal & fait avec lui un fel
neutre qui empêche la fermentation du refte.

Les vaiffeaux étamés ou doublés de plomb
ont auffi des inconvéniens très à craindre : car
quand bien même le cuivre feroit auffi parfaitement couvert qu'il l'eft ordinairement peu
par l'étamage, l'étain étant foluble dans prefque tous les menftrues foit acides au alkalis,
fixes ou volatiles, le cuivre eft bientôt à nu ;

(38) & fans compter les parties arfénicales de l'étain, & le plomb qui entrent dans l'étamage , les fauces préparées dans ces vaiffeaux ne peuvent que contenir & contiennent réellement en diffolution un poifon dont les effets, pour être lents , n'en font pas moins réels & très-funeftes.

Les vaiffeaux d'argent de bon aloi, ceux d'une terre cuite fans être verniffée , font d'un ufage plus sûr , plus innocent , & n'exigent d'autre précaution que d'être bien lavés & entretenus proprement, & de n'y rien laiffer dedans fans être couvert d'un fin tamis qui en intercepte l'accès aux œufs des infectes. C'eft peut-être ici le lieu de remarquer qu'il faut commencer de bonne heure à ôter aux enfans l'envie de goûter ce qu'ils ne connoiffent pas, foit à la ville ou dans les champs , dans les jardins ou à la campagne. Une infinité d'hiftoires inconteftables prouvent que des milliers d'enfans font morts par cette caufe, ou en ont été griévement endommagés.

REMARQUES.

Caufe des maladies de cet âge. Referves fur l'ufage des médicamens.

Quoique les maladies foient communes à

tous les êtres animés dans quelque tems de la
vie qu'on les confidere, il eft pourtant vrai de
dire que les enfans y font plus particuliérement
affujettis. L'humidité furabondante & pourtant
néceffaire, le relâchement général des fibres,
leur inertie, la multiplicité des replis des vaiffeaux, l'épaiffement des liquides, la foibleffe
des vifceres & des organes digeftifs, l'acidité
dominante, les aigres, enfin la groffeur &
l'extrême fenfibilité des nerfs en occafionnent
un grand nombre dont on ne cherche pas affez
dans le befoin à enlever la caufe, à s'en affurer, afin de les combattre ou plutôt de les
diriger vers une fin falutaire. Mais s'il eft des
maladies trop négligées & dont on préviendroit
les fuites dangereufes en éteignant les premieres étincelles qui font difpofées à les produire,
il en eft auffi qu'on regarde trop communément comme exigeant l'adminiftration des
médicamens, des drogues médicinales, tandis
qu'il feroit bien plus fage de fuivre leur marche de près, d'éloigner les obftacles, & de
les traiter au refte comme autant d'indifpofitions néceffaires, (39) même comme un bon
figne d'une méchante caufe dont on confie la
guérifon au tems & au régime.

Les enfans font affez ordinairement fujets aux
éruptions cutannées ou croûtes de lait, aux

écoulemens habituels des oreilles, aux diarrhées
& au faignement de nez dans un âge plus re-
culé. On doit peu fe mettre en peine de ces
incommodités officieufes qui la plûpart veulent
être abandonnées à elles-mêmes comme autant de voies qu'une nature débile ou contra-
riée s'eft pratiquée avec fuccès pour dépurer
la maffe du fang & délivrer le corps d'un amas
de crudités dangereufes ou inutiles. Au lieu
donc d'approuver mille remedes les plus vantés contre les dévoiemens, le tranfport des
humeurs à la tête, la difpofition fiévreufe, &
les autres affections de l'enfance qui indiquent
les avantages qu'on doit attendre des progrès
de l'âge, il eft bien plus prudent, plus expé-
dient de les laiffer fe diffiper peu-à-peu d'elles-
mêmes, & fans autre fecours de l'art que le
foin d'une diete douce, convenable, & l'attention d'entretenir par une grande propreté
& un peu d'exercice, une louable, une fuffifante tranfpiration.

Mais les petits enfans font fujets à un grand
nombre d'autres maladies plus férieufes, plus
graves, qui reconnoiffent des caufes différentes
& qui ne les affectent pas de la même maniere dans les différens tems plus ou moins
éloignés de leur naiffance. Ils font fujets aux
defcentes à caufe du relâchement général de

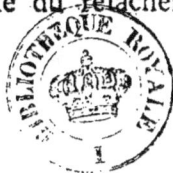

G 3

leurs fibres & du peu de réſiſtance qu'elles
oppoſent aux impulſions réitérées & fortes du
diaphragme & des muſcles du bas ventre, excitées par les cris aigus que leur arrachent les
entraves du millot, les tranchées violentes ou
telle autre cauſe que ce puiſſe être. Ils ſont
ſujets aux vers par le manque de fermentation de leur bile & faute d'avoir une digeſtion
aſſez forte pour détruire les œufs de ces in-
ſectes introduits dans les vaſes qui contiennent
leur manger quand on n'a pas ſoin de les couvrir, & plus ſpécialement encore quand on ſe
ſert de farine crue pour leur faire de la bouillie.
Ils ſont ſujets aux glaires, aux aphtes, à la
coqueluche, aux tumeurs des parotides, au
rachitis, aux convulſions; maladies qui, quand
elles ne ſont pas épidemiques, dérivent toutes
ou de vices héréditaires, de négligence ou de
ſoins mal entendus, de gourmandiſe ou de
mauvaiſes digeſtions. L'on ne s'attend pas de
nous voir arrêter ſur aucun de ces cas particuliers qui ſortent tous des limites de ce traité,
(40) & préſentent ainſi que bien d'autres la
néceſſité de conſulter un Médecin & un Médecin plus occupé à tout remettre ſous les
loix de la nature, qu'à chercher de nouvelles
routes pour guérir ſes malades : car ici la
moindre erreur peut devenir de la plus dange-

reufe conféquence, fur-tout dans le tems d'une dentition difficile & douloureufe.

Les plus excellens remedes font ceux qui ont le plus d'activité, & qui par conféquent peuvent caufer plus de defordre, lorfqu'ils trouvent dans un fujet des difpofitions contraires à leur action; or comme les difpofitions viciées du corps humain ne peuvent être bien connues que par ceux qui en favent la conftruction & l'économie, c'eft-à-dire les vrais Médecins, on ne fauroit affez recommander aux peres & meres de ne s'adreffer qu'à eux dans les maladies de leurs enfans, & même de choifir les plus expérimentés, les plus habiles, les plus fages.

En général ce n'eft jamais par des effets trop promts qu'on doit tâcher de remédier aux incommodités des enfans, fur-tout quand elles ne font ni bien douloureufes ni bien graves. Les fecours étrangers à la nature, les médicamens véhémens, les drogues tumultueufes qu'elle ne peut dompter ni affimiler en quelque maniere avec leurs humeurs, produifent en eux des changemens analogues à ceux des poifons. Je le répete, on ne fauroit être trop réfervé fur l'ufage des remedes à l'égard des enfans, même des remedes les plus vantés; car outre que les erreurs qui ..... font bien

G 4

plus redoutables que la science qui ne guérit pas toujours n'est bienfaisante, c'est qu'on ne peut nier qu'il n'y ait des maladies qui disposent le corps à la longévité, (Boerhaave l'a prononcé des fièvres intermittentes) & que s'il pouvoit être vrai que la science de la médecine n'est qu'une science conjecturale, ce seroit sur-tout envers les enfans que cette vérité auroit une application plus particuliere·

Aisance, liberté, gaieté, jeux très-favorables à l'enfance. La nature, cette puissance conservatrice, a construit nos corps de façon qu'autant qu'il a été possible tout ce qui leur est salutaire nous est devenu agréable, & ce qui leur est nuisible nous est devenu déplaisant. C'est par une de ses loix que le repos dans le jour, une vie sédentaire n'est point du tout du goût des enfans de cet âge ; ils aiment au contraire à se trémousser, à remuer leur corps de diverses manieres, & c'est par tous ces mouvemens, ces petits exercices qu'ils dissipent leurs humeurs surabondantes, & font subir une coction, une élaboration plus complettes à celles qui leur sont nécessaires.

Non-seulement les différens mouvemens que les enfans se donnent font autant de forces & de puissances qui servent à broyer leurs sucs, à les dépurer & les assimiler mieux aux parties qui ont besoin d'être réparées, mais ils servent encore à prévenir les mauvais effets de leur intempérance & à obtenir tous les avantages qu'on doit retirer des bonnes digeftions. Leur chyle feroit mal préparé, & leurs fécrétions imparfaites, s'ils étoient moins avides de jeux, de courfes & d'amufemens. Il n'y a pas jufqu'à la folie apparente des enfans, qui ne foit un effet de la fageffe de la nature.

La joïe animée & foutenue par la confiance & la liberté, la bonne humeur & toutes les paffions qui y menent, font très-profitables à l'enfance & concourent toutes à fon bien-être par le même méchanifme. C'eft par elles que la chaleur affoupie fe réveille, que la circulation eft excitée, & a lieu d'une maniere plus générale & plus libre ainfi que la tranfpiration ; il fe fait une plus égale diftribution du fuc nourricier dans toutes les parties, qui toutes reçoivent fans obftacle un accroiffement convenable, bien proportionné, d'où dépend non-feulement une bonne conformation, des traits agréables, (41) mais une heureufe conftitution & une vie plus ferme, plus affurée. Loin donc de s'oppofer aux jeux des enfans ou de les forcer à demeurer tranquilles ou fédentaires à titre de punition ou autrement, il faudroit les exciter à fe mouvoir, à folâtrer, à rire, fi par quelques fâcheufes

difpofitions, naturelles ou acquifes, ils s'aban-
donnoient à une humeur lâche, taciturne, ou
s'ils ne cédoient pas facilement aux attraits du
plaifir.

C'eft à l'âge où nous voilà parvenu, & même plus tôt, qu'il faut commencer à prémunir
les enfans contre les rigueurs des frimats &
les intempéries de l'athmofphere ; c'eft déja
quand ils commencent à marcher feuls ou un
peu plus tard, quelques mois après qu'ils font
fevré de la mammelle, qu'on peut entamer ces
expériences & enfuite les convertir en néceffi-
tés. L'exercice qu'ils prennent dans ces épreuves, les empêchent de s'appercevoir du froid ;
& la gaïeté qu'il faut avoir foin d'y affocier,
ajoute encore aux bons effets que cela ne manque jamais de produire.

Mais prenez garde d'aller trop vite quand
vous menez promener un enfant qui eft déja
las ou qui n'eft pas bien accoutumé à marcher.
Les efforts redoublés qu'il feroit obligé de
faire pour vous fuivre, fur-tout en lui tenant
la main, l'effouffleroit & lui bleffèroit confidérablement la refpiration ; plus d'une fois des
crachemens de fang, l'afthme, la pulmonie
ou des hernies rebelles ont fuccedé à l'imprudence de ne s'être pas prêtés affez à la lenteur
des enfans. (42)

Les enfans ont le cerveau beaucoup plus gros en proportion que les adultes , & ce viscere , comme on fait , est le centre commun où viennent aboutir & se confondre tous nos nerfs , toutes nos senfations. Si donc par sa capacité confidérable le cerveau , & par lui tout le reste du corps , est si facilement affecté chez les enfans qu'au moindre accident qui leur survient on les voit pris de mouvemens convulsifs , & souvent même de convulsions très-réelles , combien ne font pas répréhensibles les perfonnes qui les effrayent , les menacent , les épouvantent par quelque caufe que ce puisse être ? Un tremblement habituel de tous les membres , des attaques , des vapeurs épileptiques , des bégaïemens incurables , des palpitations & une foule d'autres maladies dépendantes des mouvemens faux & irréguliers des nerfs , font souvent les triftes fruits qu'ils recueillent de la détestable fottife de ceux qui mettent en pratique ces moyens pour s'en amufer ou s'en faire craindre.

Que la modération foit l'ame , le principe de l'éducation de vos enfans , Peres & Meres , cela est abfolument néceffaire ; armez-vous de fermeté , d'autorité , vous en avez befoin , autrement ils ne feroient rien , ou feroient fort au - deffous de ce qu'ils pourroient être ; mais puifque vous favez fi bien qu'ils doivent obéir, apprenez auffi, que vous devez obéir à la raifon ; que cette raifon vous dit qu'il faut donner un libre cours à l'efprit actif des enfans, entretenir leur gaïeté, leur bonne humeur, les faire rire fouvent & leur permettre tous les exercices innocens qui tendent à les fecouer d'une maniere modérée. Quant à ceux qui exigent de la contention d'efprit, ceux qui les obligent à demeurer affis, ou à refter enfermés, fédentaires, l'on vous a déja dit, l'on vous a fait affez connôître la néceffité d'en ufer avec eux fobrement, afin de ne point tranfformer ces tiges vertes & fraîches en des rameaux livides & languiffans qui dépoferoient de la violence faite à la nature.

F I N du texte.

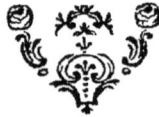

NOTES.

(1) LES humeurs dégénerent parmi les malheureux qui manquent de nourriture. On peut même remarquer que dans les villages où la pauvreté eſt moins grande que dans d'autres du même canton, les hommes y ſont moins laids, plus robuſtes & mieux faits. » Les gens, dit Monteſquieu, qui ne ſont pau» vres que parce qu'ils vivent dans un Gouverne» ment dur, qui regardent leur champ moins com» me le fondement de leur ſubſiſtance que comme » un prétexte à la vexation, ces gens ſont peu d'en» fans. «

(2) Il importe beaucoup à une femme de ſavoir ſi elle eſt groſſe ou non, & dans le moindre doute, ſi elle venoit à ſe plaindre, éviter tout ce qui pourroit lui nuire, & ſouvent s'abſtenir des remedes qu'on voudroit lui donner. Il eſt arrivé plus d'une fois que des meres ne ſe croyant pas groſſes, & gouvernées par des guides peu éclairés, ont pris des remedes qui les ont fait avorter & leur ont cauſé la mort.

(3) Quand la température de l'air eſt chaude, les alimens doivent être plus liquides & plus doux; il faut rechercher les ſubſtances qui tendent le moins à la putridité; & bannir de leur régime les jus, les coulis, tout ce qui enflamme, ce qui irrite, ou augmente le mouvement du cœur & des arteres. Quand il fait froid elles peuvent faire uſage d'alimens plus

échauffans & moins liquides, parce que cette nourriture leur évitera les inconvéniens d'une réparation
trop fréquente, ou les dangers d'une voracité in-
supportable. Elles doivent aussi bien mâcher ce qu'elles mangent, parce que dans cette action une rosée
de salive qui pleut de toute la surface intérieure de
la bouche, pénetre les molécules alimentaires & les
prépare à former à peu de frais un chyle doux &
nourrissant.

(4.) *Sanctorius* dit qu'une transpiration libre & aisée
dissipe la mélancolie; & qu'une gaïeté extraordinaire & dont on ne connoit point la cause, vient
de ce que la transpiration se fait bien.

(5) Quelquefois il est nécessaire de donner à ces
femmes des absorbans terreux & un peu de rhubarbe,
afin de neutraliser une pituite âcre, un limon vis-
queux qui enduise l'intérieur de leur estomac, & le
fasse charier par les voies inférieures. Celles qui
sont sujettes à la transpiration feront bien d'y pourvoir par des bouillons locatifs, du jus de pruneaux
ou autre chose douce & benigne. Leur ventre doit
être libre & ouvert naturellement une fois chaque
jour; car les excrémens endurcis & les vents retenus
peuvent occasionner ici de grands desordres. Ainsi
tout ce qui fermente trop, tout ce qui est venteux,
doit être soigneusement évité par les femmes gros-
ses, parce que leur abdomen distendu excessivement,
empêche leur respiration & presse le fœtus qu'elles
portent.

(6) Les habitans d'Harlem sont accoutumés dès
leur plus tendre enfance à respecter les femmes enceintes, & à écarter tout ce qui pourroit troubler le

repos des accouchées. On voit un figne fur leur
pórte, d'après lequel il eſt défendu à tout fergent,
huiſſier ou autre officier de Juſtice d'y entrer, tant
eſt grande l'attention que la loi exige pour une femme qui vient de donner un Citoyen à l'Etat.

(7) Il y a des femmes qui font d'une ſi grande
fenſibilité, telles, par exemple, que les hyſtériques,
que la plus légere indiſcrétion commiſe en leur préfence, peut les affecter vivement & devenir funeſte
au fruit qu'elles portent. *Morgagni* cite l'exemple
d'une de ces femmes qui accoucha d'une fille au
lieu d'un garçon qu'elle defiroit. A cette nouvelle
appriſe par l'imprudence de fon mari, elle tomba
fur le champ dans des ſi grandes anxiétés, qu'elle
expira peu de tems après. *Van - Swieten*, ce grand
Médecin d'une grande Reine, qui foupire avec nous
pour en regretter la perte, a connu une femme
groſſe qui avoit dormi fort tranquillement pendant
que le feu étoit dans fon quartier; fa mere lui ayant
annoncé cette nouvelle le lendemain matin, en la
félicitant de ce que le fommeil l'avoit garantie de
toute crainte, cette Dame fut tout à coup faiſie de
tremblemens, de défaillances qui furent fuivies d'une
perte de fang & de l'avortement d'un fœtus de quatre mois.

(8) *Crantz* rapporte l'exemple horrible d'un Chirurgien, qui après avoir enfoncé les crochets dans
le crâne d'un fœtus, & en avoir vuidé une partie
du cerveau, retira une heure après l'enfant encore
vivant, mais ſi cruellement bleſſé, qu'il fembloit par
fes hauts cris lui reprocher fa cruauté & en demander vengeance . . . . *Saviard* raconte la même choſe

d'un Chirurgien qu'il fuivoit pour apprendre l'art des accouchemens ; & *Deventer* a la bonne foi de rapporter une pareille hiftoire qui lui eft arrivée à lui-même, pour apprendre à ceux de fa profeffion à ne pas traiter comme mort un enfant fur le té- moignage de la mere & de la fage-femme. Nous avons des obfervations de fœtus arrêté au col de la matrice après l'écoulement des eaux, & qu'on a tiré heureufement après cinq à fix jours de travail.

(9) Il en eft une que nous ne pafferons point fous filence, quoique déja cenfurée, comme également deftructive de la fanté & de la bonne conformation des femmes ; c'eft l'ufage de fe ferrer, de fe rétrecir peu-à-peu la taille dans des corps étroits & baleinés. Qui pourroit douter en effet que la mode extrava- gante, l'ufage abfurde & barbare de fe froiffer les chairs, les côtes, les vifceres, en un mot de gâter les formes qu'on a pour celles qu'on veut avoir, ne foit parmi nos femmes la caufe la plus générale de leurs fréquens avortemens ou de leurs couches la- borieufes, comme auffi de leur incapacité à donner la mammelle à leurs enfans ? La compreffion fuccef- fivement meurtriffante qu'elles ont éprouvée dans toute la région de la poitrine, des lombes & du bas ventre, en a écrafé ou oblitéré les petits vaiffeaux & fermé le paffage au lait ; il fe fait une déviation confidérable & habituelle de tous les fucs vers la matrice ; & cette indifpofition familiere aux citadi- nes, les rend tout à la fois cacochymes, incommo- des à leur mari, inhabiles à la génération, incapables du moins d'en conferver les fruits & de remplir par conféquent la tâche que la nature leur avoit def- tinée.

(10)

(10) *Bodin*, dans fon livre de la République, dit qu'il a vu en France fa patrie, par les regiftres d'un hôpital, que fur cinquante enfans apportés, à peine un feul avoit atteint l'âge de puberté .... Tout récemment encore on vient de dire : » Qu'il n'eft » rien de mieux concerté, de mieux entendu que » les foins que l'on prend à Perpignan des enfans- » trouvés, & que cependant aucun prefque n'en » échappe. De plus de cent enfans, dit-on, qu'on » y envoye chaque année, à peine y en a-t-il quel- » ques-uns qui parviennent à l'âge de fept ans pour » les envoyer à l'hôpital de la miféricorde ..... « C'eft à la vue de ce dépériffement général que quel- ques Citoyens éclairés & indignés de tant d'homici- des volontaires, ont élevé leur voix contre l'ufage des nourrices d'emprunt, & ont fait voir qu'il ne fait pas moins la honte des meres qui le pratiquent, & le defefpoir des familles, que la décadence des Etats.

(11) *Morton* Médecin anglois, faifoit pourtant ob- ferver à la fin du fiecle dernier, que des meres me- nacées de phthifie s'en font préfervées en Angleterre en donnant la mammelle à leurs enfans .... Et le célebre Profeffeur en l'Univerfité d'Upfal (*Linnæus*) dans fa *Nutrix noverca*, dit: » Nous connoiffons des » femmes long-tems tourmentées de fcorbut, de » cachexie &c. qui ont ceffé de s'en plaindre dès » qu'elles ont nourri; non-feulement elles ont re- » couvré la fanté, mais ont repris un teint frais & » fe font engraiffées ..... « Ces autorités font ref- pectables fans-doute; néanmoins j'en crois les expé- riences très-hazardeufes.

H.

(12) *L'Original même manque ici de la Note cor*
respondante.

(13) *Boerhaave* dit ,, que les boiffons fpiritueufe
,, dont les femmes ufent pendant qu'elles nourriffent
,, font une des principales caufes qui enlevent dès le
,, berceau tant d'enfans , & que c'eft une caufe plu
,, fréquente encore de la délicateffe , de la foibleffe
,, de la langueur de ces enfans..... « En effet , fi l'on
verfe de l'efprit de vin fur la férofité du fang , cette
férofité , qui eft claire, fe grumelle auffi-tôt & fe caille
en une maffe blanche , qui fe durcit peu-à-peu comme
du blanc d'œuf cuit fi on la tient à une chaleur de
digeftion. L'efprit de vin caille la bile de la même
maniere ; d'où il eft aifé de juger ce que l'on doit
attendre pour les enfans de l'ufage des boiffons ardentes que peuvent faire leur mere ou leur nourrice.

(14) La plus fûre marque du bon air qu'on refpire
dans un lieu , c'eft lorfqu'il y meurt peu d'enfans
étrangers , & que la plûpart des gens qui l'habitent
parviennent à un âge fort avancé.

(15) Entre plufieurs exemples nous ne citerons
que *Ettmuller* qui nous dit avoir connu une jeune
femme qui voulant nourrir fon enfant, & fe faire
former les bouts, fe faifoit tirer quelquefois par un
petit chien. Il arriva qu'elle fut faifie d'une grande
crainte ; d'où étant revenue , elle donna fon teton
au petit chien pour ne pas incommoder fon enfant
par ce lait altéré. Un moment après voilà le petit
animal attaqué d'une forte épilepfie.

(16) Chez les enfans qui se nourriffent bien, les déjections sont jaunâtres, d'une confiftance égale, plus liquides cependant que folides, & fans mélange de grumeaux laiteux. Quand au contraire les enfans font malades, leurs excrémens font blanchâtres ou verdâtres, & enfin quelquefois ils font noirs ; ces derniers, le meconium rendu, font les plus mauvais.

(17) Je vois que c'eft une vieille coutume dont *Ariftote* & *Plutarque* font mention en louant Lycurgue d'en avoir réformé l'ufage dans fa patrie, & même dont *Hippocrate* a parlé en condamnant cette pratique des Egyptiens. Faut-il en imputer l'origine à la facilité qu'il donne de porter les enfans ? ou bien auroit-on effayé d'en emmaillotter de contrefaits, & qu'après être parvenus à leur redreffer quelques membres, on en auroit inféré qu'il falloit toujours dans ces premiers tems les mettre à la gêne ? Nous fommes en droit de le conjecturer ainfi d'après une multitude de faits qui nous démontrent chaque jour que bien des erreurs naiffent fucceffivement d'une vérité dont on abufe.

(18) Moins on ajoute de mouvement animal au mouvement vital, plus les folides reftent débiles ; & pour s'en convaincre, il n'y a qu'à voir une jambe qui a été fracturée, combien elle refte fluette & grêle long-tems après fon entiere guérifon ? C'eft par le défaut de mouvement que cela s'opere par la compreffion, la gêne où elle refte pendant fon féjour dans l'appareil.

(19) Si l'on pouvoit remarquer une légere irrégularité au crâne, l'air feul, l'air ambiant, en le pref-

fant de toutes parts, ne manqueroit pas de lui rendre fa forme légitime, naturelle, qui eft de repré-
fenter une voûte.

(20) Cette pofition eft préférable dans les premiers tems de la naiffance ; mais dans la fuite, &
fur-tout pendant la journée, il faut lui foulever un
peu la tête & la poitrine avec un oreiller qui s'éten-
de jufques fous les épaules, parce que cette fituation
lui fait voir avec facilité les objets ; il a plus de
liberté pour tourner la tête & pour remuer les jambes & les bras. L'exercice de ces parties, on ne peut
trop le répéter pour le bien-être des enfans, fupplée à leur défaut de forces, il donne du ton aux
fibres, & par-là confpire avec le cœur qui s'en trouve réjoui, au développement fucceffif & propor-
tionnel de toute la machine.

(21) La compreffion habituelle de quelques parties
fur laquelle le corps repofe en refferrant les vaiffeaux
qui s'y diftribuent, diminue leur diamettre ; de forte
qu'ils contiennent moins de fang, de limphe ou de fuc
nourricier que d'autres parties où la réfiftance eft
moindre, & fur lefquelles ces humeurs fe jettent
en abondance, ce qui donne lieu à des altérations
fenfibles & même à des grandes difformités. Cette
obfervation générale, fondée fur les loix de l'hy-
droftatique, peut avoir fon application dans diverfes
circonftances particulieres, comme par exemple,
quand on porte les enfans au bras : fi l'on n'a pas
le foin de changer, de varier leurs attitudes, ils
inclinent infenfiblement leur corps, & la taille en
contracte une mauvaife tournure. Les côtes font
forcées de plier en-dedans, & bien des enfans prennent par-là une poitrine infirme & contrefaite.

- (22) C'eft encore ici un ufage vicieux qui date
d'un peu loin. On voit *Martial* plaifanter un certain
Charideme, de s'occuper à bercer les enfans ; & le
Docteur *Krüger* nous apprend que les Saxons confervent depuis long-tems un proverbe qui leur fait
dire d'une perfonne dont la conception eft lente,
embarraffée : *on l'a tant bercé qu'on l'a hébété.* J'en ai
vu, dit *Van-Swieten*, qui en conféquence de cette
pernicieufe coutume, ont été ftupides jufqu'à l'âge
de trois ou quatre ans. Il cite l'exemple d'un enfant de huit ans très-robufte, qui ayant été bercé
par fes camarades, fut pris d'un vertige ténébreux,
fuivi d'un vomiffement de bile, & de ftupidité.

(23) On entrevoit ici un nouvel avantage de renoncer à l'ufage du maillot, puifque par cet abandon
le changement devenant plus facile & plus prompt,
il eft vraifemblable qu'il fera pratiqué plus fréquemment par les nourrices. Ainfi quand on fuppofe-
roit (ce qui fe trouve démenti par l'expérience)
que l'enfant au maillot ne crie que dans le tems qu'il
fe fent mouillé, qu'il ne fe plaint que quand fes
ordures l'inquiete, je trouverois que l'inconvénient
feul, l'embarras de défaire & de remettre chaque fois
toutes ces bandes ou enveloppes, feroit une raifon
fuffifante pour en profcrire à jamais l'ufage ; car s'il
eft vrai que la propreté entretient la tranfpiration
& avec elle l'évacuation de la partie la plus volatile
& la plus putride de nos humeurs, fi elle eft ainfi
que la falubrité de l'air, & la liberté des mouvemens corporels, un des bons moyens d'amener le
fommeil & de nous garantir de plufieurs maladies,
il eft aifé de comprendre que l'enfant qui fe fera
fali dans fon maillot y languira plus long-tems dans

H 3

la pourriture ; que fi l'on pouvoit promtement &
fans peine le changer auffi-tôt qu'il fe vuide & toutes les fois qu'il fe plaint. L'on fait que les excrémens d'une nature âcre, irritante, produifent par
leur féjour l'inflammation, l'excoriation des parties
qu'ils atteignent, ou tout au moins qu'ils caufent
des démangeaifons, des cuiffons qui agitent & tour-
mentent beaucoup ces petites créatures. Nous re-
commandons de fe fervir d'un linge mouillé dans de
l'eau tiede aromatifée, parce qu'un linge fec eft in-
fuffifant pour enlever les âcretés qui rongent la peau,
& pour lui conferver la foupleffe.

(24) Les enfans en bas âge ont befoin de dormir
long-tems & fouvent ; plus ils font près de leur naiffance, plus le fommeil leur eft néceffaire ; la nature exige dans ce tems un repos très-long pour
conduire heureufement fes travaux & en cimenter la
durée. Laiffez donc beaucoup dormir les petits enfans, & même tous les enfans qui font minces,
foibles, ou d'une complexion tant foit peu délicate.
La regle que *Galien* établit fur cela, c'eft que les
enfans doivent plus dormir que veiller jufqu'à l'âge
de trois ou quatre ans : Il remarque même qu'il
s'eft trouvé des enfans qui ont été guéris de grandes maladies pour avoir dormi deux jours entiers ;
tant il eft vrai qu'à cet âge l'inftant où la machine
fe répofe eft celui où la nature veille le plus à la
confervation de fon ouvrage & à fon affermiffement.
Rhafis veut que fi l'enfant a pris plus de nourriture
que de coutume, on le laiffe dormir très-longue-
ment.

(25) Mr. *Thieri* appellé en 1750 pour faire l'exa-

men des eaux des fontaines & des puits d'un fauxebourg de Vienne, appellé Leopolſtadt, dit qu'il étoit encore ſi humide depuis la grande inondation du Danube arrivée en 1744, que tout s'y moiſiſſoit, ſurtout au rez-de-chauſſée, & qu'il n'avoit point vu dans les autres fauxbourgs des viſage auſſi bouffis & auſſi blêmes qu'aux enfans de Leopolſtadt.

(26) *Sanctorius* eſt peut-être le premier qui a obſervé que le froid vif & cuiſant reçu ſur une ſeule partie, a une action plus vive ſur tout le corps pour en ſupprimer la tranſpiration, que la même impreſſion reçue ſur la totalité de la machine. Une impreſſion partagée ſur pluſieurs fibres différentes, dit-il, partage les efforts, & a par conſéquent beaucoup moins d'effet.

(27) *Velſchius* & *Hildanus* ont marqué des obſtructions très-caractériſées du pilore, cauſées par l'uſage de la bouillie ; & *Etmuller* dit qu'elle eſt plus propre aux Relieurs pour coller leurs livres, que pour nourrir les enfans. Je pourrois citer plus de cent auteurs qui ont condamné l'uſage de cette nourriture.

(28) Le ſalep de Turquie (on dit que c'eſt la racine d'orchis, ſatyrion d'Aſie. Vid. Mém. de l'Acad. des Scienc. an 1740. pag. 96.) pourroit être très-utilement employé, mêlé avec le lait ou du bouillon dégraiſſé. Cette poudre ductile & riche en corps muſqueux, boit conſidérablement la liqueur où on la jette, & la transforme bientôt en bouillie, quoique miſe en petite doſe. Cette nourriture eſt adouciſſante, fortifiante, propre à envelopper les acides de l'eſtomac, à réprimer l'âcreté des premieres voies, & mê-

me ſpécifique contre la pulmonie commençante. Enfin j'en ai vu de très-bons effets.

(29) Heureuſement que la Providence y a ſagement
pourvu de ſon côté, & ce côté ſuffiroit ſouvent pour
conduire merveilleuſement tout l'ouvrage : le dégoût
que les enfans éprouvent à cette époque eſt un bien-
fait, vu l'état de deſordre où ſe trouve tous leurs
organes.

(30) Il eſt de même du prolongement du frein
de la langue, du *filet*, opération toute ſimple quand
le beſoin le requiert, mais opération qui exige des
connoiſſances peu communes & toute la dextérité
d'un Chirurgien intelligent.

(31) Des calculateurs politiques ont remarqué qu'il
mouroit dans les grandes villes un habitant par année ſur vingt-huit, dans les petites un ſur trente-
quatre, & qu'à la campagne ce n'étoit que ſur tren-
te-huit. On ne vit à Paris l'un portant l'autre que
vingt-deux à vingt-trois années, encore n'a-t-on pas
compris les extraits-mortuaires de cette multitude
d'enfans qui périſſent en nourrice, hors de la Capi-
tale où ils ſont nés. A Geneve & ſur ſon territoire, d'a-
près un calcul exact fait ſur 6706 naiſſances, le terme
moyen de la vie s'eſt étendu juſqu'à l'âge de trente-
ſix ans. Et au contraire à Londres & aux environs,
d'après les tables que Mr. *Sympſon* a publiées en 1742,
il paroit que plus de la moitié des Individus hu-
mains ſuccombe avant l'âge de trois ans; nombre
incroyable, ſi l'exemple de Mr. *Bermingham* Chirurgien Anglois qui a écrit un mémoire ſur la maniere
de bien nourrir & ſoigner les enfans nouveaux-nés,

ne venoit à l'appui de ces tables : » Je fuis fils , dit-
» il , d'une mere qui a eu vingt - fix enfans , dont
» quatre avant terme : Je fuis le feul que ma mere
» ait nourri , & auffi le feul qui vive , quoique hors
» d'Angleterre ma patrie. «

(33) Les payfannes de Veftrobotnie , dit le
Diofcoride du Nord , engendrent plus d'enfans
& font plus fécondes que celles des autres Provin-
ces ; cependant elles en confervent moins , ce qui
doit être attribué au lait de vache dont elles nourriffent leurs enfans ; des vieilles femmes fe chargent
de cette occupation , parce que les meres font tout
le jour hors de leurs maifons occupées aux affaires
économiques . . . . . Enfin *Ermuller* nous dit qu'on
a peu d'exemples d'enfans qui ayent vécu jufqu'à
l'adolefcence , entre ceux qui n'ont point tetté.

(34) *Van-Helmont* fouvent trop fingulier dans fes
idées , vouloit fubftituer au lait de femme une nourriture fous le nom de bouillie faite avec de la biere ,
du miel & de la farine . . . . c'eft-à-dire une colle
tenace , difficile à mouvoir par un eftomac peu actif,
qui ne feroit qu'en développer le principe acide &
le mettre en état de nuire. Il feroit difficile de
prévoir quelles raifons ce Philofophe pouvoit avoir
de préférer cette compofition bizarre qui certainement fe trouve affez éloignée du caractere de nos
humeurs , fi mille autres exemples ne dépofoient pas
à la pofterité que les hommes les plus faits pour
être écoutés , ne fe font jamais plus égarés qu'en
proftituant aux idoles de leur imagination l'encens
qu'ils doivent brûler fur l'autel de la nature.

(35) Il faut, difoit *Aftruc*, que le lait de la nourrice foit affez abondant pour fournir au nourriçon
la nourriture entiere jufqu'à fix mois ; les deux
tiers jufqu'à dix ou douze mois ; & la moitié au
moins jufqu'à-ce qu'on le fevre. C'eft un mal quand
elle n'y peut fuffire . . . . *Petny Borelley* dit que certaine nourrice avoit tant de lait, qu'outre deux enfans qu'elle en nourriffoit, elle étoit néanmoins
obligée tous les jours d'en extraire elle-même la fur-
abondance, dont elle faifoit du beurre qu'elle ven-
doit à un apoticaire qui s'en fervoit comme d'un
grand fecret pour la phthifie. Feu Mr. *Rouelle* nous
a rapporté dans fes leçons de chymie un cas pareil
d'une femme de fon voifinage, & dont le beurre,
difoit-il, étoit d'une excellente qualité.

(36) S'il convient de mettre les enfans à une nourriture moins fréquente & moins forte dans le tems
de la pouffe de leurs dents, & dans le cas de maux
de ventre, inflammations &c., il feroit très-mal-à-
propos, quand ils fe portent bien, de les affujettir à
une forte de jeûne ou d'abftinence. Les maîtres de
l'art conviennent tous avec Hippocrate qu'ils ont
plus de reffources pour retrancher ce qu'il y a de
furperflu, que pour ajouter ce qui manque.

(37) L'Auteur de la nature en ne donnant aux
petits enfans qu'une nourriture uniforme, douce,
égale, tempérée & très-peu capable d'exciter un appétit forcé, a fagement prévu qu'il ne falloit pas
troubler l'innocence de l'enfance, & bleffer la délicateffe de fes organes. Cette regle, que la nature
dicte dans le premier âge, la raifon nous engage à
la fuivre plus avant. Tout ce qu'on appelle fi gé-

néralement & fi improprement *honbons*, les fucreriès
dont le goût agréable engage fouvent à en manger
avec excès ; les dragées qui, outre la qualité gluante
de leur pâte, font quelquefois peintes de couleurs
empoifonnantes, ne valent rien aux enfans par plufieurs raifons ; d'abord parce que cela les dégoûtent de
la foupe & de tous les alimens laiteux & fimples qui
leur conviennent ; enfuite parce que en les accou-
tument à l'intempérance, & en leur affectant fouvent & vivement les nerfs, ces compofitions friandes leur procurent une grande diffipation des fucs
qui doivent fervir de foyer à leur accroiffement, &
pour ainfi dire de réfervoir à l'entretien de leur vie.
On fait fort bien que par une longue abftinence des
mets aromatifés, des corpufcules favoureux & de
l'ufage du vin, les enfans fe font de bons corps &
une conftitution robufte.

(38) Il eft aifé de démontrer le cuivre à nu, même dans un vafe nouvellement étamé, en y mettant
de l'alkali volatil, ou en l'expofant à la vapeur du
vinaigre. Au bout d'une heure ou deux, on ap-
perçoit à la coupe une infinité de petits points bleus,
qui font les endroits où le cuivre a été attaqué.

(39) De même que dans les celliers, dit *Sainte-
Marthe*, » le vin nouveau tout plein de fumées,
» bouillonne & fait des efforts pour fortir des vaif-
» feaux, jufqu'à-ce qu'il foit purgé des ordures qui
» étoient mêlées parmi la vendange, & que la li-
» queur refte pure & nette ; ainfi le fang des en-
» fans eft dans un mouvement extraordinaire, juf-
» qu'à-ce qu'il ait acquis fa parfaite intégrité, &
» qu'il coule tout pur dans fes vaiffeaux. « Cela n'eft

vraque pour les enfans qui ont eu le malheur de fucer un lait étranger. Au refte *Sainte - Marthe* étoit Poëte. Vid. Pædotrophia.

(40) Quoique dans cet ouvrage je me fois plus occupé à prévenir les maladies des enfans qu'à les guérir, néanmoins je crois devoir faire ici le tableau de la conduite que doivent tenir ceux qui ne feront pas à portée de confulter un Médecin. 1°. Dans le cas de *tranchées inteflinales*, fi l'enfant eft nourri par fa mere, il n'y aura pas de meilleur remede que fon lait & un bon régime, le mal ne pouvant être ni bien perfévérant ni bien grave, fur - tout après l'entiere expulfion du meconium ; quelques petites cuillerées d'un firop purgatif foit de guimauve, de pomme ou de chicorée, feront bien mieux à l'enfant que l'ufage d'aucune efpece d'huile : fi la nourrice eft d'emprunt, il faudra qu'elle travaille par les moyens que nous avons indiqué à alléger & adoucir fon lait (vid. pag. 23.). En cas de conftipation de l'enfant, il faut lui faire rendre fes matieres au moyen d'un fuppofitoire de favon. 2°. Dans la *chûte du fondement*, couchez l'enfant fur le ventre, faites rentrer prudemment la partie : après quoi vous poferez deffus une compreffe imbibée de vin rouge ou d'eau froide. 3°. *Defcente ou hernie*, couchez l'enfant fur le dos, relevez - lui les jambes, preffez légérement la tumeur pour la faire rentrer fi elle ne s'eft pas remife d'elle-même ; fixez le lieu avec la main ou une compreffe mouillée de vin rouge ou d'eau fraîche, en attendant qu'un Chirurgien expert vienne & contienne le tout par un bandage bien fait, bien pofé : Eloignez avec foin toutes les caufes capables d'opérer une récidive. 4°. Le *carreau* ou ventre gros & dur,

vient de l'embarras général dans la circulation du
bas ventre & d'une difposition aux obftructions ou
plutôt des obftructions déja formées par l'ufage d'un
lait trop lourd ou mal conditionné, la bouillie de
farine crue & trop épaiffe, le pain mal fermenté,
en un mot la mauvaife nourriture, qu'il faut réfor-
mer tant pour la qualité que pour la quantité en
joignant l'ufage des poudres martiales & abforbantes.
5°. *Indigeftions & devoiement* exigent un meilleur
choix & une moindre quantité de nourriture : un
demi-gros de bayes de genievre (*juniperus*) bouillies
dans une pinte d'eau, dont on leur fera prendre
quelques cuillerées chaque jour, en y ajoutant un peu
de fucre ou de confection délayée. 6°. *Coqueluche*,
ou glaires de l'eftomac, fe guérit par le débarras de
ce vifcere, le vomiffement occafionné par trois ou
quatre grains d'Ipécacuanha dans un peu de bouillon ; fix grains d'Iris de Florence en poudre nouvellement faite dans un peu d'eau de chardon béni,
même les yeux d'écreviffe pris toutes les demi-heu-
res à la dofe de douze grains, calment le paroxifme
& guériffent fouvent. 7°. Les *Aphthes*, ces petits ul-
ceres ronds & fuperficiels qui occupent l'intérieur de
la bouche & qui font accompagnés d'une chaleur
brûlante, indiquent une lymphe âcre & vifqueufe,
qu'il faut combattre en faifant prendre une décoction d'orge & de régliffe à la nourrice, & en donnant à l'enfant une infufion de fumeterre dans du
petit-lait ; ce remede eft encore fort bon dans toutes
les maladies de la peau. 8°. Les *Convulfions* furvien-
nent quelquefois par les efforts d'une dentition difficile, la préfence des vers, l'acrimonie des acides,
ou font occafionnées par la peur, & dégénerent en
épilepfie. Tout cela a été dit dans le texte où nous

avons même parlé des précautions à prendre contre
la préfence des vers. Quand pourtant il en furvient,
deux grains de mercure doux avec quatre grains
d'extrait de rhubarbe incorporés avec un peu de
marmelade laxative, ou feulement quelques cuillerées d'une pinte d'eau dans laquelle on aura fait
bouillir un gros de mercure crud, font deux bons
remedes pour tuer & jetter les vers dehors. Pour
détruire l'intempérie acide qui fe manifefte par l'o-
deur de la bouche & une tranfpiration fentant l'aigre
& des déjections d'une couleur verte, outre que la
nourrice doit manger de la viande & combattre, comme nous avons dit, la difpofition de fon lait, on
unira pour l'enfant les alkalis aux cordiaux avec les
abforbans terreux, qui font des remedes benins & fans
conféquence. 9°. *Rachitis*, noueure, eft un gonfle-
ment des os fpongieux, un relâchement, une tuméfaction des jointures avec dépreffion des côtes. Le
traitement eft le même que dans l'intempérie acide,
fi ce n'eft qu'il eft plus compliqué & par conféquent exige l'avis du Médecin. 10°. Le *Scorbut* fe
reconnoit à la bouffiffure du vifage, aux enflures
des jambes, aux taches jaunes ou bleuâtres & à la
facilité qu'ont les gencives de jetter du fang. Il ne
fe guerit gueres, non plus que les écrouelles ou
tumeurs *firophuleufes*, que par les confeils d'un Médecin. 11°. *Rougeole & petite vérole* font deux maladies dans les enfans en bas âge, qui n'exigent d'autre
attention que d'entretenir en eux une douce & fuffifante tranfpiration, ne rien leur donner de froid
& ne point augmenter l'intenfité du mal par beaucoup de nourriture. Quand la pétite vérole furvient
à un enfant après l'âge de trois ou quatre ans, on le
voit d'abord chagrin, abattu, il a du friffon, les yeux

larmoyans, soif, mal au dos, à la tête, des envies
de vomir qu'on fera bien de provoquer par huit ou
dix grains d'Ipécacuanha délayés, ou par un grain
de tartre émétique. Regle générale. Il faut procurer des évacuations aux enfans, & fur-tout aux enfans grands mangeurs, quand on les voit menacés
tout-à-coup de maladies. Rien de plus heureux alors
que d'avoir diminué la maffe des humeurs & leur
effervefcence par des vomitifs & laxatifs qui ayent
purgé & nettoyé les premieres voies. Je ne parlerai
point contre l'inoculation, parce qu'il n'eft pas permis de raifonner contre des expériences fréquentes
& heureufes.

(41) On ne fauroit rendre réguliers à un enfant les
traits de fon vifage, s'ils ne le font pas. Mais les
fenfations habituelles de la gaïeté modifient la phy-
fionomie d'une maniere conforme à leur nature,
c'eft-à-dire dune maniere riante & agréable.

(42) J'ai eu plus d'une fois occafion de faire ce
reproche à de jeunes Gouvernantes ou femmes de
chambre au retour de leurs promenades avec des enfans. Ces filles s'amufent au loin les dimanches &
fêtes, & font enfuite obligées de doubler les pas en
tenant par la main leurs malheureufes victimes pour
rentrer à l'heure indiquée à la maifon. Difons donc
que s'il eft très-prudent, très-convenable de ne pas
abandonner long-tems les enfans à eux-mêmes, de ne
pas les laiffer feuls, dans la crainte qu'ils ne fe livrent
à l'ennui, à la trifteffe, il ne l'eft pas moins de ne
tenir autour d'eux que des perfonnes fages, gaïes
fans imprudence, des perfonnes qui puiffent par des
fecours phyfiques, comme les chanfons, la propreté́s

les exercices bien ménagés, le foin du fommeil, de la promenade, écarter toutes les affections perni-cieufes aux enfans, & entretenir la joie douce & ai-mable qui fe caractérife fi fouvent dans leurs yeux.

F I N.

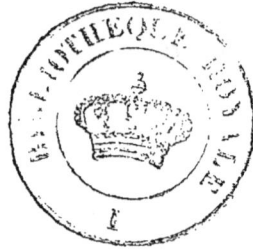

De l'Imprimerie de J. P. BONNANT.

www.ingramcontent.com/pod-product-compliance
Lightning Source LLC
Chambersburg PA
CBHW071859200326
41519CB00016B/4459